DES
MALADIES
DE LA PEAU.

OUVRAGES du même Auteur, qui se trouvent chez le même Libraire.

I.

Météorologie appliquée à la Médecine & à l'Agriculture, Ouvrage qui a remporté le prix, au jugement de l'Académie Impériale & Royale des Sciences & Belles-Lettres de Bruxelles, sur cette question.

Décrire la température la plus ordinaire des saisons aux Pays-Bas, en indiquer les influences, tant sur l'économie animale que végétale; marquer les suites fâcheuses que peuvent avoir des changemens notables dans cette température, avec les moyens d'y obvier.

II.

On y a ajouté le Traité *du nouvel Hygromètre comparable, du même Auteur, in-8°. avec figures.*

III.

Recherches Pathologiques, Anatomiques & Judiciaires, sur les signes de l'empoisonnement; ou Réponse à cette question:

Quels sont, dans les Malades & les Cadavres, les signes certains d'après lesquels un Médecin puisse décider qu'un homme a été empoisonné par un corrosif, lorsqu'il lui faut éclairer les Juges sur ce délit?

IV.

Précis d'Observations, sur la nature, les causes, les symptômes, & le traitement des

Maladies épidémiques qui règnent tous les ans à Rochefort, & qu'on observe de temps en temps dans la plupart des Provinces de France, avec des Conseils sur les moyens de s'en préserver.

V.

MÉMOIRES *pour servir à l'Histoire de la Jonglerie, dans lequel on démontre les phénomènes du Mesmérisme, seconde édition.*

VI.

FRAGMENS *sur l'Electricité humaine*, Premier Mémoire, *contenant les motifs & les moyens d'augmenter & de diminuer le fluide électrique du corps humain dans les Maladies qui l'exigent.*

Second Mémoire, *contenant des recherches sur la cause de la mort des personnes foudroyées, & sur les moyens de se préserver de la foudre.*

AVANT-PROPOS.

LA première édition de cet Ouvrage, épuisée en moins d'un an, n'est pas le seul motif à faire valoir en faveur de cette Production; les nouvelles matières que j'y ai traitées la rendront plus intéressante, à plusieurs égards; tout ce qui y est ajouté, a été observé scrupuleusement; on n'y trouvera *que des faits*, tant isolés, que compris dans les résultats; j'ai continué à Paris, de mettre à profit les occasions que j'avois eues dans les Hopitaux, de suivre ces faits avec attention, de les rassembler, de les confirmer les uns par les

Maladies épidémiques qui règnent tous les ans à Rochefort, & qu'on observe de temps en temps dans la plupart des Provinces de France, avec des Conseils sur les moyens de s'en préserver.

V.

MÉMOIRES *pour servir à l'Histoire de la Jonglerie, dans lequel on démontre les phénomènes du Mesmérisme, seconde édition.*

VI.

FRAGMENS *sur l'Electricité humaine*, Premier Mémoire, *contenant les motifs & les moyens d'augmenter & de diminuer le fluide électrique du corps humain dans les Maladies qui l'exigent.*

Second Mémoire, *contenant des recherches sur la cause de la mort des personnes foudroyées, & sur les moyens de se préserver de la foudre.*

AVANT-PROPOS.

LA première édition de cet Ouvrage, épuiſée en moins d'un an, n'eſt pas le ſeul motif à faire valoir en faveur de cette Production; les nouvelles matières que j'y ai traitées la rendront plus intéreſſante, à pluſieurs égards; tout ce qui y eſt ajouté, a été obſervé ſcrupuleuſement; on n'y trouvera *que des faits*, tant iſolés, que compris dans les réſultats; j'ai continué à Paris, de mettre à profit les occaſions que j'avois eues dans les Hopitaux, de ſuivre ces faits avec attention, de les raſſembler, de les confirmer les uns par les autres, & de les fixer, par l'obſervation & l'ouverture des cadavres, chaque fois que les maladies l'ont exigé, & que les circonſtances l'ont permis.

Selon le réſultat de ces recherches, il ne faut pas s'étonner ſi tant de Maladies de Peau réſiſtent aux remèdes, ſi les dartres & d'autres affections de cette membrane s'invétèrent & deviennent incurables; ſi la plupart des perſonnes, qui en ſont atteintes, eſſuient des traitemens longs & infructueux, & ſi la durée de ces traitemens dérange ſouvent tout-à-fait l'économie animale; on ne peut combattre une maladie avec ſuccès, ſans en attaquer la cauſe; de-là l'inutilité & les ſuites fâcheuſes des remèdes adminiſtrés contre les Maladies de la Peau, dont le foyer eſt dans le foie, lorſqu'on ne l'y ſoupçonne pas & qu'on ne s'occupe pas des moyens de l'enlever.

Tandis que ce travail m'occupoit, le Docteur *Reil*, Médecin & Chirurgien Allemand, compoſoit ſon Traité *de Polycholiâ*, publié en 1784. Jamais peut-être deux Ecrivains inconnus l'un à l'autre, ne ſe ſont exercés ſéparément & ſans s'être rien communiqué ſur un ſujet neuf & intéreſſant, avec plus d'enſemble & plus de vérité. Les réſultats de nos productions, quoique rédigées ſuivant deux plans différens, mènent aux mêmes conſéquences,

& s'autorisent mutuellement ; c'est-là le triomphe de l'observation ; c'est aussi un moyen sûr de faire apprécier les motifs des traitemens, qui sont la principale base des succès des Médecins, aux yeux des personnes éclairées.

Par *Polycholie*, M. Reil entend la surabondance des humeurs qui appartiennent au foie, & de celles qui sont contenues dans le sang & destinées à former la bile ; cette disposition est, selon l'Auteur, la cause des maladies bilieuses, tant aiguës que chroniques ; il distingue celles-ci par le nom général de *cachexie bilieuse*, & il range les Maladies de la Peau sous cette dénomination.

J'ai appellé la même diſpoſition *pléthore du foie*, ou *pléthore bilieuſe*, & je l'ai reconnue, comme M. Reil, pour la cauſe des *maladies cutanées*, ſans avoir pu profiter des lumières de cet Obſervateur.

Cette remarque n'a d'autre but que d'autoriſer nos aſſertions iſolées par les rapports qu'elles ont entr'elles. Une rencontre auſſi heureuſe, ajoutera au poids de mes obſervations, & fera mieux ſentir qu'il importe de former une nouvelle claſſe des maladies qui procèdent de la pléthore bilieuſe; on n'a pas eu en effet juſqu'ici des idées aſſez juſtes ſur la nature de ces maladies, & les traitemens uſités pour les combattre, ne ſont point du tout fondés ſur les connoiſſances que l'on tire de l'obſervation.

M. Reil a traité ſur-tout au long des dérangemens intérieurs produits dans l'économie animale par l'humeur bilieuſe, ou, ſelon lui, par la polycholie; ſes recherches ont particulièrement pour but les maladies internes qui procèdent de cette conſtitution des ſujets, telles que les catarrhes, la fauſſe péripneumonie, les pleuréſies, les eſquinancies, la rougeole, la petite vérole, les éruptions miliaires, les fièvres automnales, intermittentes, atrabilaires, la phthiſie, l'hypochondriacie, la mélancholie, la maladie noire, les obſtructions, &c. Ce que cet Auteur rapporte de l'influence de la polycholie ſur les maladies cutanées, n'eſt pas auſſi étendu, quoique la matière ne ſoit pas moins intéreſſante.

De même que M. Reil, je n'ai pu traiter des maladies cutanées ſans dire quelque choſe des maladies internes qui procèdent, comme elles, de la pléthore bilieuſe; & ſi j'ai la ſatisfaction de m'être rencontré avec cet Auteur, dans ce que j'en ai dit, c'eſt que ces maladies ſont ſi intimement relatives à celles de la peau, que pluſieurs ſont compliquées avec ces dernières, & qu'elles en paroiſſent inſéparables.

J'aurois pu m'étendre ſur les diverſes propriétés de la bile, &

ſur les changemens préjudiciables à l'économie animale dont cette humeur eſt ſuſceptible, ſur l'action du tiſſu cellulaire & le jeu des nerfs, auxquels on attribue communément les dérangemens de la ſanté, dont on ne connoît pas la cauſe; j'aurois pu traiter fort au long de la différence qu'il y a entre les maladies que produit la bile, proprement dite, & celles qui procèdent de pléthore bilieuſe, deux genres parmi leſquels il règne une confuſion générale dans les écrits; mais au lieu de chercher à étendre la matière, je me ſuis efforcé d'être ſuccinct & clair; la partie médicale elle-même n'eſt qu'un apperçu des moyens de guériſon, indiqués par la nature, autoriſés par l'expérience, & ſuſceptibles d'une plus grande étendue facile à donner dans les circonſtances.

Les rapports qui exiſtent entre l'état du foie & les Maladies de la Peau, ſont univerſels; il n'y en a peut-être pas une parmi celles qui proviennent de cauſe interne, dont on ne trouve la cauſe, lorſqu'on la cherchera avec ſoin, dans la conſtitution du foie & dans la nature des humeurs qui affluent à ce viſcère : on en ſera bientôt convaincu quand on aura examiné les principaux traits de l'hiſtoire de la ſecrétion de la bile & de l'inſenſible tranſpiration, deux fonctions eſſentielles à la vie, dont les rapports intimes démontreront ceux qui exiſtent entre les maladies des organes qui les exécutent.

Ce n'eſt pas que la ſubſtance du foie ſoit toujours affectée dans les maladies de la peau, comme elle l'eſt le plus ſouvent dans les cas particuliers où ces maladies ſont un peu invétérées; l'état de ce viſcère, qui les cauſe, doit auſſi s'entendre de ſa diſpoſition à exécuter la ſecrétion de la bile & de l'altération de cette fonction. Dès que la ſecrétion de la bile eſt dérangée, ſoit par le vice du foie, ou par celui des humeurs qu'il doit filtrer, les Maladies de la Peau ont lieu, & on peut dire qu'elles procèdent de l'état du foie.

Mes obſervations ultérieures ſur les Maladies de la Peau, dans une ville auſſi étendue que Paris, où elles ſont très-communes, ont confirmé celles que j'avois recueillies auparavant dans diverſes Provinces & dans les Hopitaux; elles m'ont auſſi fourni d'autres réſultats intéreſſans & frayé une route à des traitemens ſûrs autoriſés par l'expérience; les circonſtances ont ſur-tout fixé mon attention ſur les Maladies de la Peau du Viſage, ſujet abſolument neuf, ou qui n'a été traité juſqu'ici que ſuivant des dogmes généraux, dont il ne réſulte aucun ſecours ſur lequel on puiſſe compter pour la guériſon.

Il eſt aiſé de ſe figurer à quel

point les Maladies de la Peau du visage sont désagréables, même pour les personnes qui ont le moins de prétention à la beauté. Non-seulement les traits sont altérés, & les sujets sont disposés aux maladies aiguës les plus graves, soit par l'effet de la répercussion, soit par la nature des humeurs qui les occasionnent; ceux-ci deviennent encore le plus souvent tristes, taciturnes, mélancoliques, moroses; quelquefois l'esprit devient aliéné en même-temps que la figure se couvre de pustules qui annoncent une pléthore bilieuse considérable.

Cette constitution du sang, caractérisée par les Maladies de la peau du visage, altère le moral des ſujets, ſuivant divers degrés d'affections, proportionnés à la gravité de la pléthore bilieuſe. En obſervant, comme je l'ai fait, on s'aſſurera que c'eſt à cette conſtitution qu'il faut attribuer la plupart des déſagrémens qui s'introduiſent dans les familles, & des germes de zizanie ſemés dans pluſieurs ſociétés; c'eſt elle qui rend ſuſceptible d'impreſſions fâcheuſes & qui fait qu'on eſt gravement affecté des plus petits chagrins qu'on auroit à peine ſenti dans toute autre diſpoſition phyſique; c'eſt elle qui rend inepte à la plupart des affaires domeſtiques, & aux ſoins réciproques des époux, des parens, des amis, les uns envers les autres; en un mot, c'eſt la pléthore bilieuſe grave qui détruit à la fois, dans bien des femmes, par une ſeule & même influence ſur l'économie animale, ce qu'elles ont de plus précieux : les charmes de la figure & la douceur du caractère, ſi elles ne ſont pas continuellement ſur leurs gardes pour empêcher ce dernier ravage.

Aucune des Maladies de Peau, pas même celles du viſage, qu'on a coutume de regarder comme incurables, ne réſiſte aux traitemens que j'indiquerai ; & les altérations morales des perſonnes qui ſont atteintes de ces maladies, diſparoiſſent avec les altérations de la peau qui les accompagnent. On peut regarder ces traitemens comme une découverte aussi certaine que celle du traitement mercuriel, administré sagement contre une autre espèce de maladie.

On n'aura pas de peine à deviner pourquoi je garde ici le silence sur plusieurs Ouvrages modernes, dans lesquels on a traité le même sujet que moi, tels que LORRY, *de Morbis cutaneis*, *in*-4°.; POUPART, *des Dartres*, *in*-12; DE LA GRÉSIE, *Idem*; POMME, *des Vapeurs*; DE LA BASTAYS, *Maladies chroniques*, &c. On remarquera bientôt que cette Production uniquement composée d'observations, n'a aucun rapport, absolument aucun rapport avec celles de ces Auteurs, & que la plupart des principes qui ſervent de baſe aux traitemens que l'expérience autoriſe, ſont tout-à-fait contraires à ceux que les raiſonnemens ont mis en vogue.

PREMIÈRE PARTIE.

ORIGINE DES MALADIES DE LA PEAU.

ARTICLE PREMIER.

Histoire de la Secrétion de la Bile, de la Transpiration, & des rapports que ces deux fonctions ont entr'elles.

LA bile se sépare du sang dans le foie; avant sa secrétion, elle est contenue dans la veine porte, & mêlée au sang que les vaisseaux des intestins ont porté dans cette artère; à l'époque antérieure, elle est confondue dans la masse générale, après avoir été produite par les alimens.

L'humeur de l'insensible transpiration fait partie du sang dans les vaisseaux; on estime qu'elle s'en sépare aux extrémités artérielles lymphatiques, quoiqu'on ne ſoit pas encore parvenu à démontrer ces vaiſſeaux, ni par conſéquent la marche des humeurs qui les parcourent.

On ſait que la bile eſt compoſée des parties réſineuſe & ſulphureuſe des alimens, ſuperflues à la nutrition, propres à gêner la circulation, & deſtinées à être filtrées par le foie, pour favoriſer enſuite la digeſtion; il eſt aiſé de ſe convaincre auſſi, que l'humeur de la tranſpiration eſt la partie aqueuſe du ſang, qui tient en diſſolution les ſubſtances réſineuſes-ſulphureuſes deſtinées à faire la bile, & qui eſt également importune à la circulation & ſuperflue à la nutrition.

Il s'enſuit de-là que la ſecrétion de la bile a pour but de dépouiller le ſang contenu dans la veine porte, avant qu'il paſſe dans la veine cave, des ſubſtances réſineuſes & ſulphureuſes qu'il a reçues des alimens, & la tranſpiration de dépouiller le ſang tranſmis à la veine cave, & contenu enſuite dans tous les vaiſſeaux, des parties aqueuſes qui ſervoient de véhicule aux ſubſtances bilieuſes, & qui en étoient imprégnées.

La

La première opération est connue; l'assertion de la seconde seroit peut-être susceptible de discussion, si les faits suivans ne l'appuyoient pas. La sueur a une odeur de bile dans la plupart des circonstances, & sur-tout lorsqu'elle est considérable, qu'elle est excitée par des excès ou par des maladies. Elle pénètre les vêtemens sous les aisselles, & y forme une auréole jaune qui efface les couleurs de toute sorte d'étoffes; cet évènement a lieu chez les jeunes personnes du plus beau sang, pour peu que la promenade ou la danse augmentent la transpiration. La même humeur teint en jaune le linge des personnes du tempérament bilieux & rend savonneuse l'eau du bain qui leur a servi. Elle garde elle-même la couleur de la bile dont elle est imprégnée aux endroits où le contact de l'air ne l'enlève pas, & où elle s'épaissit par son séjour; tel est le *cérumen* des oreilles. La peau des parties que les Européens exposent au soleil, & qui ne sont pas couvertes de vêtemens, brunit, parce que la chaleur de cet astre dessèche, sous l'épiderme, les substances bilieuses arrivées-là pour la transpiration. Enfin on a prouvé que la couleur des Nègres vient de ce qu'ils ont la bile noire.

Ainsi la nature, qui emploie à toutes ses opérations la plus grande simplicité de moyens, tire de la sécrétion de la bile un parti convenable à la digestion, & de la transpiration, celui qui convient à la nature de la peau, à la sensibilité, à la souplesse dans lesquelles l'organe du toucher doit être entretenu, au ressort dont il a besoin, & qu'une humeur purement séreuse ne seroit pas propre à favoriser.

Dans l'état de santé, la quantité & la constitution de la bile que le foie sépare du sang, & celle de l'humeur dont la transpiration abreuve la peau, sont proportionnées, l'une au besoin de la digestion, l'autre à celui de cette membrane; de sorte qu'elles sont surabondantes dans le sang, précisément de la quantité convenable à leurs usages.

Mais les erreurs dans la manière de vivre, si communes, qu'elles sont devenues, pour ainsi dire, nécessaires à la plupart des personnes, la trop grande quantité, la mauvaise qualité des alimens, & sur-tout le défaut d'exercice, augmentent continuellement la quantité des ſubſtances bilieuſes dans le ſang, & par conſéquent l'intenſité de l'humeur de la tranſpiration.

Je dis l'intenſité, parce que la ſurabondance des ſubſtances bilieuſes dans le ſang, ne donne point réellement lieu à une tranſpiration plus abondante, mais à la tranſpiration d'une humeur plus imprégnée de bile.

Dans les cas de ſurabondance des matières bilieuſes du ſang, le foie, dont le diamètre eſt fixé, la capacité circonſcrite, & la fonction bornée, ne peut recevoir une plus grande quantité de ces matières; celles que ce viſcère ne peut admettre, ſéjournent dans la veine porte; elles refluent dans les veines meſaraïques, ſpléniques; elles paſſent en partie dans la veine cave, & de celle-ci au cœur, où, réunies à la maſſe du ſang, elles conſtituent la *pléthore du foie*, parce que ce viſcère eſt alors plein & gonflé, auſſi-bien que la veine porte & les vaiſſeaux inteſtinaux.

Cette pléthore eſt peu ſenſible quand ce n'eſt qu'accidentellement que les matières bilieuſes ſont augmentées dans le ſang; lorſqu'une petite quantité ſeulement de ces matières ont été refusées par le foie, il ne résulte aucune altération de la peau de leur mélange avec l'humeur de la transpiration.

Mais lors que les erreurs dans le régime, & principalement l'abus des alimens gras, visqueux, salés, des boissons échauffantes, du café, des liqueurs spiritueuses, &c. sont habituelles; qu'à chaque repas la quantité des substances bilieuses augmente dans le sang, & que le foie en refuse chaque jour une partie qui reflue dans la masse; ces substances se multiplient, s'épaississent, deviennent rances, & contractent diverses propriétés nuisibles. De-là résulte la *pléthore bilieuse* générale, ou la surabondance des matières bilieuses dans toute la masse du sang.

Alors la sérosité destinée à la transpiration s'imprègne de ces matières, & elles sont portées à la peau, où elles exercent l'action d'un caustique, afin de s'ouvrir une issue qui puisse servir à débarrasser le sang de leur partie superflue; & c'est par cet effet qu'elles produisent les maladies de cette membrane.

ARTICLE II.

De la Pléthore bilieuse.

J'AI cru reconnoître que la plupart des ſujets participent de la pléthore bilieuſe à une certaine époque de la vie; les uns plus, les autres moins, plutôt ou plus tard, ſuivant quelques circonſtances, & plus dans les villes que dans les campagnes. Cette époque eſt celle à laquelle on a fini de croître: lorſqu'on continue de prendre autant d'alimens qu'auparavant, & que la vie ſédentaire & appliquée empêche les exercices, rallentit les ſecrétions, diminue les excrétions & multiplie, par conſéquent, les matières bilieuſes dans le ſang.

La conſtitution bilieuſe de ce liquide acquiert d'ailleurs différens degrés d'intenſité dans chaque ſujet, ſelon que chacun eſt né de parens pléthoriques bilieux, ſelon la qualité & la quantité des alimens dont on uſe habituellement, ſelon les excès qu'on commet dans le régime, dans l'exercice ou le repos, selon la force des passions & l'empire qu'on leur laisse.

L'âge mûr, ou l'époque de la vie à laquelle on a cessé de croître, est aussi celle où les Maladies de la peau se manifestent le plus communément, parce que chacun a pour l'ordinaire son état fait à cette époque, & que la plupart des individus tirent, de l'aisance qu'ils se sont acquise, les moyens de satisfaire leur goût pour la table, pour l'oisiveté, pour divers objets de leurs passions.

En général, les hommes sont plus sujets à la pléthore bilieuse que les femmes; & parmi les hommes que cette constitution maltraite, on remarque ceux qui sont riches, qui vivent dans l'abondance & l'inaction, ceux qui aiment la table, les gens de cabinet, ceux que tourmentent les passions, & principalement les chagrins. La pléthore bilieuse est souvent caractérisée dans les hommes, par d'autres affections que celles de la peau, telles que la sciatique, les coliques de plusieurs espèces, surtout les coliques néphrétiques, diverses maladies des vaisseaux urinaires, le scorbut, l'hypochondriacie, la manie, les maladies bilieuses aigües, &

plusieurs maladies chroniques, auxquelles M. Reil a donné le nom générique de cachexie bilieuse.

Les femmes qui mènent la même vie que ces hommes, quoique moins exposées à la pléthore bilieuse, à raison de l'évacuation particulière qui leur enlève, chaque mois, une partie des substances bilieuses mêlée au sang, acquièrent cependant cette constitution; à la vérité elle se manifeste rarement tant que les règles sont bien; mais lorsqu'elles se dérangent, ou lorsque la matrice refuse totalement le passage à ces substances, la pléthore bilieuse devient sensible par diverses affections de la nature de celles qu'on observe dans les hommes tourmentés par la même constitution, & sur-tout par l'histéricie, le cancer du sein ou de la matrice, les fleurs blanches, la couperose & d'autres Maladies de la Peau.

La même constitution agit dans les femmes avec d'autant plus d'intensité, qu'elles s'écartent davantage de la nature, en s'abstenant d'exécuter les fonctions auxquelles elles étoient destinées. Elle tourmente plus gravement celles qui vivent dans le célibat, qui ne font point d'enfans, qui n'allaitent point. Les évacuations annexées à l'état d'épouse, de mère, de nourrice, interceptées, & les humeurs de ces évacuations retenues & converties, laissent dans le sang les matières étrangères & nuisibles d'où résulte la pléthore bilieuse.

Dans les climats où les Maladies de la Peau sont rares, la température donne apparemment lieu à une transpiration capable d'enlever toutes les substances bilieuses surabondantes, ou bien la manière de vivre empêche qu'elles ne s'accumulent assez pour nuire; mais ces substances sont si abondantes dans d'autres pays, & elles sont, sur-tout chez certains sujets, si peu transpirables, soit par leur nature, soit par les influences de la température, que les maladies de peau y sont très-communes, & qu'elles ont autant de rapports avec l'état du foie, que nous venons d'en voir entre la secrétion de la bile & la transpiration.

Aussi les maladies de peau sont-elles endémiques dans les grandes villes, sur-tout chez les gens riches, & ceux qui vivent de la dépouille de leurs tables, parce qu'ils font un usage habituel

& une consommation considérable de viandes & de tous les alimens les plus abondans en matière de bile, de boissons spiritueuses & amères, d'épiceries, &c. parce qu'on y mène une vie sédentaire, qu'on y veille, quon y dort tard, qu'on n'y prend que très-peu d'exercice qui donne de l'action aux muscles, & que, suivant un autre abus des commodités de la vie, on s'y défend presque tout-à fait pendant trois saisons, par beaucoup de vêtemens, du contact de l'air, sans lequel on ne transpire qu'imparfaitement.

La pléthore bilieuse que le défaut d'exercice contribue à augmenter, concourt à son tour à empêcher de prendre de l'exercice, en épaississant le sang & toutes les humeurs; il résulte de cette constitution que la circulation est lente, embarrassée, les organes paresseux, les membres difficiles à mouvoir, l'exercice pénible, la transpiration rare, & toutes les excrétions en partie interceptées, le froid de la saison qui diminue la transpiration, aggrave ordinairement les Maladies de la Peau.

ARTICLE III.

De la Pléthore bilieuse caractérisée par les affections de la membrane pituitaire & des autres parties de la Peau.

LA membrane pituitaire, autre organe de la transpiration, appellée *transpiration pulmonaire*, n'est pas moins susceptible que la peau, d'affections qui procèdent de pléthore bilieuse : les rhumes épidémiques, les esquinancies, les fluxions de poitrine bilieuses, les oppressions, les toux, la phtisie, procèdent d'une transpiration pulmonaire chargée de matières de bile surabondantes & viciées, qui altèrent cette membrane. La pléthore bilieuse cause souvent au printemps des maux de gorge & des péripneumonies très-répandues.

De cette constitution naît souvent l'inflammation du foie lui-même, & cette maladie ressemble tellement à la pleurésie, que les Médecins ont besoin d'y faire la plus grande attention pour éviter l'erreur. Un Médecin de Sicile se crut attaqué d'une pleurésie, jusqu'à ce que *Galien* (*de loc. affect. lib.* 5, *cap.* 7,) fût venu le détromper & le convaincre, malgré l'apparence, que sa maladie étoit une inflammation du foie. Il m'est arrivé, je l'avoue, de traiter cette maladie pour fluxion de poitrine, jusqu'à ce que la diarrhée ou la jaunisse soient survenues pour me détromper, & mon erreur a duré quelquefois jusqu'à l'ouverture des cadavres. Au reste, l'on sait que le traitement convenable à l'une de ces deux maladies convient aussi parfaitement à l'autre.

L'*urine* s'imprègne, comme l'humeur de la transpiration, d'une partie des matières bilieuses surabondantes dans le sang. De lympide & citrine qu'elle est lorsque le sang ne contient que la quantité de matières bilieuses convenables, elle devient trouble, jaunâtre, rouge, chargée de sédiment & fétide dans différentes circonstances où ces substances sont augmentées dans le sang & viciées. On voit quelquefois dans le scorbut avancé, la superficie de l'urine couverte d'une substance oléagineuse brune, très-distincte, qui n'est autre chose qu'une portion de matières bilieuses. Les urines éprouvent plusieurs autres changemens produits par la même cause; alors elles affectent les reins, les uretères, la vessie, & elles causent des maladies particulières aux membranes de ces parties.

Les crachats qu'on dit *rouillés*, dans les fluxions de poitrine, sont une expectoration ou transpiration pulmonaire imprégnée de matières de bile surabondantes & fixées dans les poumons; on a vu les lobes de ce viscère de couleur safranée & pleins d'un suc purement bilieux, dans les cadavres des personnes que l'excessive pléthore bilieuse a fait succomber aux fluxions de poitrine du printemps 1785. (*Reflexions lues à la Société Royale de Médecine.*)

C'est par la même raison que le *mucus* du nez devient jaune ou verd, même dans l'état de santé, ou sans qu'on soit décidément arrêté par aucune maladie; que la *chassie* s'altère & produit des ophtalmies; que les *fleurs blanches* se répandent chez les femmes aisées où elles sont le plus souvent jaunes & âcres, & que dans les *hémorroïdes*, les vaisseaux de l'anus des hommes rendent une humeur pareille à celle des fleurs blanches mêlées de sang. Ces diverſes affections ſont l'effet des efforts que la nature emploie pour enlever les ſubſtances bilieuſes du ſang par la route de divers organes.

L'*humeur gaſtrique*, imprégnée de ces ſubſtances, dérange la digeſtion & irrite l'eſtomac juſqu'à produire l'inflammation de ce viſcère ; ce ſymptôme amène le déſordre dans les maladies, & les rend très-graves. Il en naît des coliques d'une eſpèce très-fâcheuſe, que les uns ont appellées nerveuſes, les autres ſpaſmodiques, parce qu'on n'en a pas découvert la cauſe, & qui ne procèdent que de la pléthore bilieuſe des ſujets où les matières ſurabondantes auront pris leur cours dans l'eſtomac. Lorſque cette altération ſe communique au *ſuc inteſtinal*, il en réſulte des diarrhées & des dyſſenteries preſque toujours funeſtes, ſi la pléthore bilieuſe eſt conſidérable. Enfin, j'ai vu la *ſemence* participer de la pléthore bilieuſe, & donner une couleur citrine au linge de trois ſujets que cette altération alarmoit. De nouvelles obſervations ſur ce ſujet, peuvent répandre du jour ſur les diverſes conſtitutions des enfans.

Un autre ſymptôme très-remarquable

de la pléthore bilieuſe, c'eſt la craſſe de la langue, ou *langue chargée*, accompagnée d'un goût pâteux, ſalé, & quelquefois amer. Il n'y a pas un homme de l'Art, accoutumé à regarder cette craſſe comme l'effet d'un reſte d'alimens mal digérés, qui ne s'étonne de ce qu'elle réſiſte aux purgatifs, qu'elle augmente même par leur uſage; & ſi on ouvre les cadavres, la netteté de l'eſtomac, dans ceux qui avoient la langue très-chargée avant la mort, excite bien plus l'étonnement.

Alors l'humeur de la tranſpiration pulmonaire eſt, comme celle de l'autre tranſpiration, imprégnée de ſubſtances bilieuſes que le foie n'a point admiſes, & que la circulation a reçues; elles épaiſſiſſent & teignent en jaune les crachats, le mucus, le cérumen, la chaſſie & l'humeur qui lubréfie la langue, parce que la membrane pituitaire, qui exerce la tranſpiration de ces diverſes humeurs, recouvre toutes les parties qui les fourniſſent.

La tranſpiration bilieuſe de la langue offre ſur-tout des phénomènes intéreſſans: l'humeur tranſpirable ſéjourne à raiſon de ſa conſiſtance, dans le tiſſu de la membrane; elle transſpire ſous la forme d'un limon jaune qui enveloppe les dents, ſur-tout lorſqu'on eſt à jeun; qui ſe répand ſur les gencives, les ulcère, qui attaque la racine des dents, y crée le tartre, lui communique une odeur déſagréable, cauſe quelquefois des aphtes & des ulcères, & change au point de devenir noire & très-fétide dans les maladies dans leſquelles la pléthore bilieuſe eſt exceſſive, l'humeur bilieuſe corrompue, & qu'on appelle, par cette raiſon, bilieuſes-putrides.

La craſſe de la langue & celle des dents, qui eſt la même, viennent donc plutôt des vices de l'humeur de la tranſpiration pulmonaire, que du marc des alimens ou de leurs vapeurs élevées de l'eſtomac. Cette remarque mérite l'attention des gens de l'Art. Ils reconnoîtront aiſément que la langue eſt toujours chargée lorſque les ſignes de la pléthore bilieuſe exiſtent, même après une diète longue & auſtère; tandis qu'en prenant des alimens, la langue eſt toujours nette, ſi la ſecrétion de la bile ſe fait complettement. Ils auront vu d'ailleurs qu'après pluſieurs maladies aigües, durant leſquelles la langue a été chargée malgré la diète & la liberté du ventre, si la crise a été bonne, la langue devient nette par l'expulsion critique des substances bilieuses qui étoient mêlées avec les humeurs de la transpiration pulmonaire; tandis que le limon de la langue subsiste opiniâtrément après les crises imparfaites, sans que le malade prenne ou ait pris d'alimens.

Ces observations conduisent à réfléchir sur l'abus des purgatifs dont l'indication est tirée de la crasse de la langue; mais elle n'est relative à mon sujet, que parce qu'elle donne lieu de conclure qu'on n'abuse pas moins de ces remèdes dans les maladies cutanées.

ARTICLE IV.

Des Maladies du Foie qui procèdent des affections de la Peau.

Il ne ſera pas hors de propos de rappeller que la correſpondance qui ſe trouve entre l'état du foie & les Maladies de la Peau, exiſte auſſi quelquefois *vice verſâ*, & que le foie éprouve des affections qui procèdent de l'état de la peau. On en a des preuves convaincantes dans les métaſtaſes ; combien de fois n'a-t-on pas vu des obſtructions, des abcès, des ulcères du foie, ſuccéder à une dartre diſparue, à une humeur de galle répercutée, à une teigne mal traitée, à un ſimple accès de fièvre intermittente, interrompu durant la ſueur.

Galien parle d'un eſclave de l'Empereur, qui, ayant été mordu par une vipère, eut la jauniſſe. (*Loc. affect. lib.* 5. *cap.* 8.) *Zacutus Luſitanus*, *Haller* & quelques Modernes ont fait la même obſervation ; *Chirac*, au rapport de *Sau-*

vages, a été lui-même le sujet d'une observation pareille qu'il a publiée.

L'affection de la peau, causée par une morsure, influe donc sur l'état du foie; l'humeur, communiquée par la blessure, est donc portée dans le sang, & mêlée avec les substances bilieuses, dont le sang doit se débarrasser par le moyen du foie; arrivée à ce viscère, elle y cause donc, par son attouchement, une inflammation momentanée, qui intercepte la secrétion de la bile, & ne laisse à toutes les substances bilieuses que la ressource de la transpiration pour s'échapper. Tel est à peu-près sur ce phénomène le sentiment de Mead (*Monit. med. pag.* 159).

Que ce soit une humeur communiquée par la morsure de la vipère qui affecte le foie, ou une irritation, ou tout ce que l'on voudra, le rapport entre ces deux affections n'est pas moins évident d'une manière que de l'autre. La morsure d'un chien à la jambe, & d'un chat domestique à la main droite, ont occasionné la jaunisse à deux hommes, au rapport de *Lanzoni* (*Wanswieten in Aph.* 916.)

Selon *Marcel Donatus* (*lib.* 1, *cap.*

9.), la piquûre du ſcorpion, dans les pays chauds, étoit ſuivie de ſon temps d'une eſpèce de maladie noire dans laquelle toute l'habitude du corps étoit couverte de taches pourprées. Pluſieurs autres Auteurs nous ont tranſmis des faits ſemblables, qu'il eſt inutile de répéter.

Il n'y a peut-être pas moins de relation entre la peſte, dont le germe eſt dans l'atmoſphère, & l'état du foie. Le contact des miaſmes ſur la peau & ſur la membrane pituitaire par le moyen de la reſpiration, imprègne l'humeur envoyée à ces membranes pour être tranſpirée, & repaſſe avec elle dans le ſang; & comme cette humeur n'a plus d'autre moyen d'évacuation que celui d'être employée à faire la bile, elle corrompt celle qui aborde au foie, allume l'inflammation dans ce viſcère, & ferme par-là tout accès à d'autres ſubſtances bilieuſes; de ſorte que, repaſſée dans le ſang, elle eſt de nouveau deſtinée pour la tranſpiration, & qu'arrivée à la peau, elle y élève des bubons, y grave des péréchies, y creuſe des ulcères, & détruit quelquefois ſubitement la vie.

Mais ces attaques extérieures feroient insuffisantes dans bien des cas pour donner la mort aussi promptement que le fait la peste ; il y a donc lieu de croire qu'elles sont alors une continuation des ravages considérables qui se font à l'intérieur, sur-tout dans le district du foie. Le danger attaché à l'ouverture des pestiférés, ne permet pas de vérifier cette conjecture.

Sauvages fait mention d'une maladie de peau que les Chinois contractent par la respiration ; c'est une espèce d'érésypèle rouge, ou de lèpre, qui survient à ceux qui tirent le vernis de la Chine de l'arbre qui le produit, s'ils en respirent la vapeur. (*Nosolog. Méthod. tom.* 2, *pag.* 595).

Si nous avions plus de faits relatifs aux affections de la peau & du foie considérées respectivement, nous parviendrions peut-être à saisir quelques rapports entre les premières & les concrétions bilieuses formées dans les lieux que la bile parcourt. Ces calculs ne viendroient-ils pas de quelques humeurs de transpiration répercutées, rassemblées & adhérentes par leur viscosité, comme les calculs des reins & de la vessie viennent de quelques matières semblables dégagées des alimens & arrêtées dans leurs canaux excrétoires?

Glisson autorise cette présomption en observant qu'il a trouvé des calculs biliaires dans le foie des bœufs renfermés depuis long-temps dans des étables, & exposés par conséquent à de mauvaises transpirations (*Anatom. Hepat. cap. VII*, *pag.* 105). *Vanswieten* (*in Aph. Boerhav.* 950) conclut de sa pratique que les hommes les plus sujets à ces maladies du foie, sont ceux d'une complexion maigre qui mènent une vie sédentaire, qui transpirent peu, & qui portent à l'excès l'usage de la fumée de tabac, d'où résulte une transpiration pulmonaire vicieuse.

Voici une de mes observations les plus propres à convaincre de l'influence des Maladies de la Peau sur celles du foie : une demoiselle, qui faisoit habituellement coucher avec elle un petit chien, ne s'étant pas apperçue que cet animal avoit la galle, il lui survint aux fesses plusieurs anthrax considérables & très-douloureux. La pudeur l'empêcha de parler de cet accident, une partie des antrhax suppurèrent à l'aide de quelques topiques, l'humeur de quelques-uns fut vraiſemblablement répercutée; une douleur aigüe ſe fit ſentir à l'hypochondre droit, la fièvre s'alluma, & la janniſſe couvrit tout le corps. Ces ſymptômes de l'inflammation du foie ne furent pas de longue durée; ils cédèrent aux ſaignées & aux boiſſons chaudes, capables de délayer beaucoup de ſubſtances bilieuſes, & de les entraîner par la tranſpiration, aidé par la chaleur du lit; mais l'embarras du foie ſubſiſta long-temps & exigea beaucoup de ſoins.

SECONDE PARTIE.

DESCRIPTION DES MALADIES *DE LA PEAU.*

ARTICLE PREMIER.

Des Maladies chroniques.

LORSQUE la maſſe du ſang eſt tellement ſurchargée de matières bilieuſes, que le foie ne peut ni recevoir toutes celles qui lui ſont tranſmiſes par la veine porte, ni refuſer toutes celles qu'il ne peut employer, il y a pléthore au foie, & pléthore bilieuſe dans les vaiſſeaux ſanguins. Cet état, auquel on peut donner tel autre nom que l'on voudra, eſt ſenſible par les ſymptômes que je viens d'expoſer d'après la plus exacte observation ; il devient encore plus remarquable dans les sujets attaqués de maladies de peau, par d'autres signes que j'ai observées, 1°. dans mes malades ; 2°. dans leur disposition morale ; 3°. dans le sang que je leur ai tiré de la veine ; 4°. dans les cadavres des personnes mortes avec des maladies de peau considérables. La disposition morale des sujets attaqués de maladies de peau, est très-intéressante à examiner sous ce nouveau point de vue ; les recherches sur ce sujet, répandront du jour sur la constitution pléthorique bilieuse qu'on rencontre souvent dans les maladies ; les Médecins en général n'ont pas tiré jusqu'ici, de leurs observations, des motifs de faire autant d'attention à cet état, qu'il l'exigeoit.

Observations faites dans les Malades.

Les symptômes généraux des Maladies de la peau, accompagnées de pléthore bilieuse, sont cet ensemble dans lequel on est convenu de reconnoître le tempérament bilieux : la peau brune & tirant sur le jaune, la chaleur, l'ardeur des mains, la sueur fétide des pieds,

pieds, la transpiration onctueuse, souvent puante, un grand appétit, la digestion laborieuse, le ventre paresseux, des sueurs nocturnes, les urines rouges & chargées de sédiment par intervalles, la violence des passions. Les sujets des autres tempéramens, sans en excepter le tempérament sanguin, sont susceptibles de pléthore bilieuse, comme ceux du tempérament bilieux, lorsque la manière de vivre a dénaturé leur constitution naturelle.

À ces signes ordinaires de la pléthore bilieuse que l'on observe dans les personnes en bonne santé, succèdent insensiblement de petits mal-aises, & de légères incommodités auxquelles on fait communément peu d'attention, mais dont l'opiniâtreté autorise les Médecins expérimentés à prédire de grandes catastrophes dans l'économie animale.

En effet, peu de temps après, on éprouve des lassitudes, des nuages de maux de tête, des insomnies passagères, auxquelles succède par intervalles une propension extraordinaire au sommeil; on manque d'appétit, on a des fantaisies dans le choix des alimens, la constipation est habituelle & entrecoupée de flux de ventre considérables & quelquefois périodiques ; le visage est rouge, le blanc des yeux de temps en temps un peu jaune, la peau sèche & âpre, la poitrine oppressée; on ressent une tension incommode dans tout le corps, une pesanteur aux parties antérieures de la poitrine & des fatigues d'estomac après qu'on a pris des alimens solides, accompagnées de nausées & de renvois acides ou nidoreux; le pouls extraordinairement grand & plein à cette époque, change ensuite & devient petit & serré; c'est ce qui trompe le plus souvent les Médecins sur l'état des malades, lorsqu'ils ne peuvent établir leur diagnostic sur un résultat d'observations semblables à celles-ci.

Si la pléthore bilieuse augmente, il survient des bouffées de chaleur qui se portent à la face; les yeux & les bords des paupières sont rouges; les urines pâles & crues tandis qu'on reste dans l'inaction, sont colorées, troubles & chargées de sédiment, pour peu qu'on prenne d'exercice; une grande chaleur intérieure se fait sentir; des inquiétudes, l'accablement, le mal de tête, les vertiges tourmentent ; la voix est rauque, la respiration pénible, le pouls concentré, excepté après le repas; la peau, sèche en tout autre temps, est moite, onctueuse & chaude pendant la digestion, & le malade maigrit à vue d'œil.

A cette époque, un demi-cercle brun ou violet de l'étendue d'un travers de doigt occupe la partie inférieure des yeux sur la crête des orbites, & principalement du côté du nez. Cette tache est plus formée par intervalles, comme au moment du lever, & tandis que l'estomac est vuide; elle est la même dans les femmes pléthoriques bilieuses qui sont sur le point d'avoir leurs règles. Les symptômes précédens décèlent toujours une disposition prochaine à quelquelque maladie, soit aigüe soit chronique, ou bien ils sont l'indice d'une maladie de la peau.

Quand la pléthore bilieuse en est à ce point, & que la peau seule est menacée, cette membrane se ressent bientôt des efforts que fait la transpiration pour enlever les substances bilieuses; & l'humeur de cette fonction produit des affections plus ou moins considérables & malignes, selon le degré de la pléthore, la manière de vivre qui l'a occasionnée, & la disposition des sujets. Le siége des maladies de la peau tient aussi aux mêmes circonstances ; on ne doit pas être étonné de ce qu'elles se jettent le plus souvent sur le visage & de ce qu'elles y produisent des altérations plus opiniâtres que par-tout ailleurs, puisque cette partie est pour ainsi dire le tableau des passions de l'ame, dont la pléthore bilieuse est un puissant stimulant.

Couperose.

Si c'est à la peau du visage que se portent les humeurs bilieuses transpirées, on voit d'abord de petites raies rouges, placées sans ordre ni direction déterminée sur l'endroit le plus élevé de chaque joue, & sur la partie du nez la plus voisine de chaque côté. Ces raies, en se multipliant, se réunissent & forment des taches qui s'étendent insensiblement sur tout le nez, sur la partie inférieure du front, tout le long des joues & sur les côtés du menton; la peau de ces parties paroît comme marbrée ou composée d'un réseau de filamens rouges placés sous l'épiderme, dont la distribution inégale est très-variée; celle du reste du visage est ordinairement couverte d'aspérités, de farine & de petites écailles.

On pourroit s'étonner de ce que les humeurs bilieuses retenues dans la peau du visage, où elles ont été portées par la transpiration, étant jaunes ou ichoreuses, comme dans la plupart des maladies de peau, occasionnent des marques rouges qui paroissent plutôt participer d'un amas de sang que d'un amas de bile; mais il faut remarquer que les parties de la peau du visage, affectées par la couperose, sont celles qui ont dans leur constitution beaucoup de vaisseaux sanguins destinés à former le coloris, & que quand les matières bilieuses transpirables sont engorgées dans les vaisseaux lymphatiques de ces parties, elles doivent nécessairement s'emparer aussi des vaisseaux sanguins voisins. Elles les remplissent davantage, les distendent un peu, & les font paroître plus rouges; la peau commence par être marbrée, lorsqu'il n'y a encore que quelques vaiſſeaux ſanguins occupés par les matières bilieuſes : elle devient toute rouge, le coloris prend une teinte de couleur de feu, lorſque tous les vaiſſeaux ſanguins ſont tuméfiés par la pléthore bilieuſe, & qu'il n'exiſte plus de liqueur purement blanche dans les vaiſſeaux lymphatiques.

L'humeur bilieuſe qui produit ces marques, étant continuellement pouſſée par d'autres humeurs de la même nature que la tranſpiration, amène aux mêmes parties, eſt arrêtée par l'épiderme aux extrémités des vaiſſeaux excrétoires ; elle y forme des puſtules ou une eſpèce de petite éréſipèle chronique ; il en ſort une liqueur rouſſâtre, analogue à la bile, mais le ſang épaiſſi & fixé dans les vaiſſeaux de la peau y reſte, & le viſage garde la couleur rouge qui a fait donner à cette affection de la peau le nom de *couperoſe*, *goutte-roſe*, *taches hépatiques*. On dit ordinairement des perſonnes attaquées de cette maladie, qu'elles ont le foie chaud. On l'obſerve particulièrement dans les hommes ſujets à des hémorrhoïdes, dont l'écoulement a été ſupprimé, & dans les femmes qui ont éprouvé des dérangemens de leurs règles, ou après le temps critique.

Le préjugé qui fait regarder la couperose comme une maladie incurable, ne peut s'être introduit que par les mauvais traitemens qu'on aura employés pour combattre cette maladie. Dès que l'observation aura éloigné les gens de l'Art de ces traitemens dictés par une routine aveugle, pour les conduire dans d'autres routes éclairées par l'expérience, aucune ne résistera. Je me contenterai de citer ici trois guérisons remarquables; il seroit inutile de rapporter tout au long les observations qui en sont le sujet.

La première, est celle d'une demoiselle de vingt-six ans, couperosée depuis cinq ans; la seconde, celle d'un homme de trente-cinq ans; attaqué de la même maladie depuis trois ans; & la troisième, celle d'un homme encore plus gravement affecté depuis l'âge de trente-cinq ans jusqu'à quarante. L'empâtement des viscères du bas-ventre, la tuméfaction douloureuse du foie & la mélancholie étoient les principaux symptômes internes de la pléthore bilieuse; elle étoit la plus grave dans le malade le plus âgé; son état avoit beaucoup empiré par l'usage de divers remèdes de Charlatan, & par le lait, l'antimoine, le suc de cresson, par d'autres médicamens recommandés sans fondement, & qu'on avoit employés pendant plusieurs années sans fruit. Les deux premiers ont été guéris en peu de temps; la cure radicale du dernier a exigé plus de six mois.

Il ne faut pas confondre la couperose dont il est ici question, avec une autre affection de la peau du visage, qui résulte de l'ivrognerie, qui consiste dans des rougeurs, des pustules, des excroissances entretenues par l'abus du vin & des liqueurs spiritueuses, & que l'abstinence de ces boissons détruit quelquefois d'elle-même, sans aucun autre secours.

Boutons.

Les parties de la peau du visage, dans la constitution desquelles il y a des vaisseaux sanguins, & qui forment le coloris, sont parsemées de petites glandes, dans lesquelles il se filtre une portion de la transpiration; on les appelle *sébacées*; l'humeur, appellée aussi *sébacée*, qu'elles filtrent, est plus épaisse que celle de la transpiration; dans la pléthore bilieuse, elle acquiert encore plus de consistance, à raison des parcelles de matières de bile dont elle est imprégnée; elle s'engorge dans les glandes, & y forme de petits abcès ou furoncles, qui se terminent ordinaire- par la suppuration. On remarque ces petites tumeurs principalement au *front* & au *menton*, sur-tout aux hommes, dont la barbe gêne encore davantage la fonction des glandes sébacées. Cette maladie est très-souvent compliquée avec la précédente.

Cette éruption se fait quelquefois aux *fesses*, & elle s'y établit avec la même opiniâtreté qu'au visage. Il survient de petites pustules semées çà & là, accompagnées du gonflement de la peau, de démangeaisons & de rougeurs dans les intervalles des pustules: celles-ci suppurent de temps en temps, les unes après les autres; l'humeur qui en sort, participe de la nature du pus & de celle de la bile; elle se convertit en écailles qui s'enlèvent aisément lorsqu'elles sont sèches. Soit que l'humeur qui forme ces pustules s'étende ailleurs, soit que la démangeaison qui y fait porter la main, occasionne une espèce de contagion sur d'autres parties, le dos, les cuisses, quelquefois la poitrine & les jambes, sont affectées de la même éruption. En même-temps, les bourses sont ordinairement sujettes à des rougeurs & à des démangeaisons.

Un de mes malades, âgé de cinquante ans, étoit tourmenté depuis plusieurs années par une éruption de cette nature. Elle occupoit tout le derrière, descendoit sur les cuisses, & s'étendoit au-dessus des reins; ces parties étoient couvertes de pustules profondes, communément grosses comme des grains de raisin, fort rouges, douloureuses & accompagnées d'une démangeaison insupportable. Il en sortoit un ichor roussâtre qui détachoit la peau par écailles; l'intervalle des pustules étoit occupé par des rougeurs prurigineuses, sous lesquelles il s'élevoit successivement de nouvelles pustules; les plus grosses étoient isolées; les autres formoient des grappes, & toute la peau étoit dans un état érésipélateux.

Au ſurplus, le malade étoit du tempérament bilieux, très-pléthorique, adonné aux occupations de cabinet, maigre, mélancholique; il avoit tout-à-fait alteré ſa ſanté par l'uſage de mille drogues contraires à ſa maladie; on l'avoit ſur-tout fait abuſer des bains chauds & des purgatifs; ceux-ci très-répétés lui avoient enlevé le ſuc inteſtinal & preſque toute la ſéroſité du ſang.

Malgré ce délabrement, dès que le déſordre cauſé par les mauvais traitemens fut réparé; la guériſon radicale de ſa maladie de peau ne dura pas plus de trois mois; il y en a ſix que tout eſt diſſipé, & que le malade a repris de l'embonpoint, de la fraîcheur, de la gaieté, qu'il a le ventre libre & qu'il exécute parfaitement toutes ſes fonctions.

De petites tumeurs douloureuſes, qui participent auſſi de la couperoſe, ſe forment, chez quelques malades, dans les *narines* ou au-deſſous du *nez*; on les attribue à des rhumes de cerveau; mais ce ſont communément d'autres maladies de peau produites par la pléthore bilieuſe. Ces tumeurs peuvent prendre une tournure fâcheuse, si elles sont négligées, irritées par des remèdes contraires, ou seulement aggravées par l'intensité de leur cause. Il survient quelquefois un petit bouton ou une petite croûte; on écorche l'un ou l'on enlève l'autre par inadvertence; si l'on prend du tabac, on irrite bien plus la partie malade; il se creuse insensiblement un ulcère, ou bien il s'élève une pustule avec un caractère cancéreux: ces maux, légers en apparence, deviennent funestes, pour peu que des topiques gras & rances beaucoup trop usités, altèrent encore davantage l'humeur bilieuse qui cherche à sortir.

On en voit, mais plus rarement, de semblables dans les *oreilles*; le *cérumen*, qui est l'humeur de la transpiration habituelle de cette partie, est tellement imprégné de substances bilieuses, qu'elle garde toujours la couleur de la bile; cette couleur a beaucoup plus d'intensité dans les personnes pléthoriques bilieuses; il en résulte des douleurs aigües, des ulcères fétides, la surdité.

La même humeur qui occasionne la

couperoſe attaque auſſi les *yeux*, & y produit des inflammations, des démangeaiſons, des cuiſſons très-incommodes; il n'eſt pas rare de voir cette affection dégénérer en *ophtalmie* chronique; elle fournit une chaſſie purulente qui colle les paupières & les corrode inſenſiblement, au point d'y former des ulcères qui en rongent les bords, détruiſent les bulbes des cils, & défigurent totalement cette partie intéreſſante des traits du viſage.

Enfin on retrouve cette même humeur en différentes parties du corps, qu'elle affecte de diverſes manières: tantôt elle occaſionne des démangeaiſons, des éruptions, aux *poignets* & ſur le devant de la *poitrine*, principalement au printemps; tantôt elle ſuſcite des *douleurs hémorrhoïdales* par ſa ſeule préſence ou par les excoriations, les puſtules auxquelles elle donne lieu. Dans les femmes, les *fleurs blanches* & la plupart des écoulemens jaunes qui ne ſont pas vénériens, des *ulcères de matrice*, &c. &c. procèdent de pléthore bilieuſe, & ne cèdent qu'aux traitemens propres à changer cette conſtitution.

Taches de lait.

Les enfans, dans le sein de leurs mères, contractent des dispositions à des maladies de peau qui procèdent de la pléthore bilieuse; elles se manifestent quelques jours après la naissance, par des taches appellées *taches de lait*, *croûtes de lait*, & elles viennent d'un dépôt de matières bilieuses provenantes du sang de la mère, tandis qu'il fournissoit la nourriture au fœtus. Cette maladie se dissipe d'elle-même si le petit malade change de nourriture; elle s'aggrave au contraire, & elle parvient à lui couvrir tout le corps, s'il tette le lait pléthorique bilieux de sa mère. Un enfant né sain, allaité par une nourrice pléthorique bilieuse, se couvre de taches de lait, de pustules, de tumeurs, &c.

Jaunisse des Enfans.

La Jaunisse qui survient à plusieurs nouveaux-nés, a lieu, parce que le foie du fœtus n'ayant pu séparer toute la matière bilieuse qu'il a reçue de ſa mère, elle s'eſt accumulée dans ſon ſang tout le temps qu'il a manqué de tranſpiration; & dès qu'il a acquis cette fonction par ſa ſortie de l'eau, & par l'impreſſion de l'air ſur ſes pores, l'humeur tranſpirable s'eſt trouvée imprégnée des ſubſtances bilieuſes; auſſi cette jauniſſe n'eſt-elle regardée que comme une criſe ſalutaire à la fonction du foie, & non pas comme une maladie de la peau relative au mauvais état de ce viſcère.

Inflammation éréſipélateuſe.

On lit l'obſervation ſuivante dans le *Traité des Maladies des Enfans, avec des inſtructions ſur leur conduite depuis la naiſſance*, par M. Underwood, Médecin à Londres, en Anglois.

Les enfans ſont ſujets à une eſpèce très-dangereuſe d'inflammation éréſipélateuſe, dont, autant que je ſache, aucun Auteur n'a fait mention, & que j'ai rarement rencontrée ailleurs que dans les hopitaux des femmes en couches. Les enfans qui ont un mois paſſé, n'y ſont plus ſujets, & la plupart du temps elle se manifeste peu de jours après leur naissance; elle attaque les enfans robustes aussi-bien que ceux qui sont délicats, & les surprend sans aucun indice avant-coureur. Elle est très-rapide dans ses progrès; la peau y prend une teinte pourprée, & y devient bientôt excessivement dure. Lorsqu'elle est bénigne, elle se jette souvent sur les doigts & les mains, & sur les pieds & les chevilles; quelquefois elle se place près des articulations, ou sur les jointures mêmes, & tourne subitement en suppuration. L'espèce plus violente prend presque toujours son siége dans la région du pubis, & s'étend supérieurement sur le ventre, & en descendant sur les cuisses & les jambes; je ne l'ai vue que deux ou trois fois commencer à la nuque; le gonflement n'est pas considérable, mais après que la peau s'est durcie, la partie devient pourpre, livide, & très-souvent sphacelée : celà a sur-tout lieu dans les garçons, lorsque le scrotum est le siége de la maladie. Le penis enfle, & le prépuce prend cet air emphysémateux qu'il a dans les enfans qui ont un calcul arrêté dans l'urètre.

Excoriations.

Les enfans sujets à des excoriations dans l'entre-deux des cuisses, & dans les plis de la peau du cou, participent de la pléthore bilieuse; ces incommodités s'aggravent par le défaut de propreté, & deviennent quelquefois graves.

Teigne.

Dans un âge plus avancé, une maladie particulière du cuir chevelu appellée *la teigne de lait*, & quelquefois la *teigne*, proprement dite, est l'effet des ulcérations faites à la peau par l'humeur de la transpiration imprégnée de substances bilieuses, & portée dans les canaux plus dilatés qui livrent passage à la matière des cheveux, en plus grande abondance qu'ailleurs; ou bien ces substances bilieuses s'accumulent dans les glandes, & les parties charnues & graisseuses du col, & y forment des tumeurs qui participent du *scrophule*, auxquelles on donne differens noms, & dont la suppuration est ordinairement critique.

En effet, le foie des teigneux & des scrophuleux est plus gros, d'une couleur plus foncée, & plus abreuvé de bile que celui des autres enfans; les premiers sont ceux qui se nourrissent de mauvais pain, de beaucoup de viande, de ragoûts salés & épicés, alimens abondans en matière de bile, ceux auxquels on ne refuse pas le vin, ou ceux dont les nourrices sont attaquées de la pléthore bilieuse.

Muguet, Millet ou Blanchet.

Cette maladie, dont le principal symptôme est un éruption dans la bouche, procède évidemment de pléthore bilieuse; elle n'attaque que les enfans nourris de substances abondantes en matières de bile, soit immédiatement, soit par le moyen des nourrices intempérantes; elle est sur-tout fort répandue dans les hopitaux, où il n'y a qu'une seule nourriture pour tout le monde, quoique l'âge, le sexe, le tempérament, les maladies, exigent des variétés dans le régime des enfans & des nourrices. L'effet des matières bilieuses qui produisent le muguet, se remarque encore par la sécheresse de la bouche, la soif ardente, les hoquets, le vomissement, le cours de ventre, verdâtre, qui teint les linges d'un jaune souffré que la lessive n'efface point, & par tous les autres symptômes des maladies bilieuses internes; enfin, l'ipécacuanha, répété à petites doses, & d'autres médicamens propres à enlever les matières de bile surabondantes, sont les moyens de guérison que l'expérience a consacrés.

Il peut donc être très-pernicieux d'accorder trop de confiance à l'opinion des Médecins qui supposent les causes de toutes les maladies dans l'air, & qui croient que le muguet est une maladie produite par l'air des hopitaux, ou par le froid, ou par toute autre influence extérieure & étrangère. Les enfans contractent le muguet par les mêmes raisons qui font contracter aux grandes personnes les maladies bilieuses internes & celles de la peau; on voit souvent cette maladie hors des hopitaux & loin des lieux où l'air est suspect. J'ai trouvé le foie corrompu dans les cadavres de deux enfans emportés par cette maladie.

Engelûres.

Elles attaquent les mains, les talons, les pieds, le nez, les oreilles, les lèvres des enfans dont la nourriture eſt une ſource abondante de mamatières de bile. c'eſt une maladie accompagnée d'inflammation, de douleur & de démangeaiſon, & quelquefois ſuivie de ſolution de continuité, qui vient en hiver, lorſque le froid de la ſaiſon, interceptant la tranſpiration, arrête dans ces endroits de la ſuperficie du corps, les particules de bile que l'humeur y avoit conduites pous les expulſer; elle diſparoît pour l'ordinaire en été, lorſque les chaleurs ont réparé la tranſpiration, & que l'uſage des végétaux a procuré un chyle moins abondant en ſubſtances bilieuſes.

Taches ſcorbutiques.

La pléthore bilieuſe précède & accompagne toujours les maladies ſcorbutiques de la peau; les ſymptômes de cette maladie, & l'ouverture des cadavres, ont mis les Médecins d'accord entr'eux ſur ce point: de-là les *taches ſcorbutiques*. L'inflammation des gencives, l'excoriation de la peau qui les couvre, & les ulcères ſpontanés du même caractère, s'expliquent naturellement par la ſurabondance des ſubſtances venues des alimens viciés dont les malades ont fait uſage, qui ſont emportées par la tranſpiration & dépoſées ſur les parties affectées. Ces taches ſont ſanguinolentes, parce qu'à l'époque à laquelle elles paroiſſent, la matière de la bile ſurabondante depuis long-temps dans le ſang, s'eſt identifiée à quelques molécules ſanguines qui ont été entraînées en même temps.

Gangrène.

C'EST inconteſtablement à la pléthore bilieuſe qu'il faut attribuer les terminaiſons fâcheuſes des maladies de la peau & la *gangrène* des parties qui n'avoient d'abord paru que légèrement affectées, ſi l'on a négligé les moyens de diminuer l'énergie de la bile dans le ſang, & d'empêcher par-là ſon affluence vers les parties malades. Il y auroit, d'après ce que j'en ai vu, des remarques anatomiques intéressantes à faire sur l'état du foie des sujets morts avec d'anciens ulcères spontanés ou de gangrène.

Mal rouge.

Depuis la première édition de cet Ouvrage, la Société Royale de Médecine a publié l'histoire de cette maladie, nommée aussi *elephantiasis* ou *la lèpre*; & suivant le rapport de MM. les Commissaires de cette Compagnie sur ce sujet, elle vient de la même cause que les maladies de peau d'Europe; elle a seulement plus d'intensité que celles-ci, à raison de quelques circonstances particulières; le foie des malades est altéré dans les unes & les autres de ces affections & le même traitement y convient.

Ecrouelles.

Les *écrouelles* étant une maladie dont les symptômes sont du nombre des maladies de la peau, il n'est pas étonnent qu'on la détruise par les mêmes moyens, & que les anti-scrophuleux les plus efficaces soient ceux qui dissipent le mieux la pléthore bilieuse.

Dartres.

De toutes les maladies de la peau qui procèdent de l'état du foie, les plus communes sont les *dartres*. Je n'appelle pas de ce nom quelques altérations de la peau, que la terreur des malades ou le charlatanisme font nommer ainsi. Les vraies dartres sont opiniâtres, parce qu'elles sont entretenues par l'affluence d'une humeur de transpiration, chargée d'un vice particulier des matières bilieuses que le foie ne filtre pas. Ce vice se rencontre souvent quoiqu'il n'en résulte aucun changement notable dans l'économie animale.

Les dartres vives, miliaires croûteuses, érésipélateuses, phagédéniques, scropuleuses, laiteuses, vénériennes, scorbutiques, &c. prennent ces différens caractères, eu égard à la nature de l'humeur bilieuse qui les cause, & au mélange qu'elle contracte avec celle de la transpiration. Beaucoup d'affections légères dégénèrent en l'une ou l'autre de ces maladies, lorsque le virus qu'elles développent se communique à la peau,

& que les matières bilieuses, contenues dans le sang, en sont imprégnées.

Une fois que ces matières se sont fait jour à un endroit de la peau déterminé, elles suivent presque toujours la même route, à moins qu'un accident ou l'application d'un topique contraire, ne dérange la marche naturelle des matières; alors, en effet, elles se portent sur les autres parties, & elles menacent les organes essentiels à la vie. Le poumon; le foie & les intestins sont le plus souvent le siége des métastases dartreux; la phtisie, le flux hépatique, la dyssenterie, sont les suites fâcheuses & communément funestes de ces révolutions.

Mais elles sont plus rares qu'on ne pense. Dans la plupart des cas où l'on a coutume d'accuser les métastases d'humeurs dartreuses, des ravages qui surprennent, il n'y a point eu de répercussion; j'ai vu souvent que les dartres subsistoient dans leur entier, & que, par conséquent l'humeur n'avoit pas été détournée; mais j'ai cru reconnoître en même-temps qu'un surcroît de matières bilieuses surabondantes dans le sang, y exerçoit de

nouveaux

nouveaux ravages ſur d'autres organes; qu'il y cauſoit des eſpèces de dartres intérieures, ou d'autres affections de la même nature, & qu'il maltraitoit ſur-tout quelquefois, la membrane pituitaire & la peau tout enſemble.

Ces faits ne détruiſent pas l'opinion reçue touchant la voie de communication qu'on prétend établie entre toutes les parties, par le moyen du tiſſu cellulaire; on pourroit ſeulement en conclure que cette communication a lieu plus rarement qu'on ne le croit; en effet, pourquoi prétendre qu'une humeur dartreuſe ſe propage par le moyen du tiſſu cellulaire, indépendamment de l'organiſation intérieure, tandis que la ſource intérieure de la première dartre eſt propre à en produire une infinité d'autres?

On voit les dartres grandir, ſe multiplier, devenir plus graves & plus opiniâtres, ſuivant diverſes circonſtances relatives à l'âge des malades, à leurs conſtitutions, à leurs manières de vivre, aux traitemens nuiſibles qu'ils ont eſſuyés, & ſuivant qu'ils négligent plus long-temps de combattre la véritable cauſe de ces affections. On explique, par ce que j'ai dit, pourquoi les remèdes les plus actifs en apparence, les plus constamment administrés, & suivis avec la plus grande docilité, n'empêchent pas une infinité de maux très-graves, qui résultent de ceux qu'on avoit à combattre, lorsqu'ils ne sont pas attaqués selon le vœu de la nature, & selon les indications tirées d'une parfaite connoissance de l'économie animale.

On comprend aussi comment les traitemens infructueux des dartres & des autres Maladies de la Peau, dont on n'enlève point la cause, portent le trouble dans les fonctions; comment ils altèrent divers organes: l'estomac particulièrement, si les relâchans long-temps continués exténuent ce viscère; comment ils causent des affections plus graves en quelque façon, que les dartres; comment le temps employé à ces traitemens inutiles ou contraires, favorise les progrès de la pléthore bilieuse; comment cette pléthore n'étant point diminuée, déprave toutes les humeurs, corrompt insensiblement le foie; comment enfin il s'ensuit de-là des maladies contre lesquelles toutes les ressources de l'Art sont quelquefois en défaut.

Lait répandu chronique.

Cette Maladie de la Peau est presque aussi commune que les dartres; elle attaque les femmes accouchées depuis peu, lorsqu'elles n'ont point allaité, ou lorsqu'elles l'ont fait imparfaitement, ou enfin, lorsque le lait produit dans leurs organes pour la nourriture d'un enfant, se trouve altéré par son mélange avec des humeurs viciées par la pléthore bilieuse. On observe trois principales formes différentes, qui caractérisent le lait répandu chronique. Tantôt cette maladie paroît au *front*, comme les taches ou les croûtes laiteuses des enfans, dont j'ai parlé plus haut; tantôt l'éruption se fait aux *joues*, & elle représente la couperose; le plus souvent la liqueur laiteuse dépravée occasionne de petites pustules isolées, rondes, rouges ou violettes & écailleuses, qui se réunissent en forme de grappes, se multiplient en paroissant successivement, & se remplacent les unes auprès des autres, au point qu'elles s'emparent de ces parties, &

qu'elles en rendent quelquefois à la fin la peau dartreuse.

Ces pustules s'évanouissent sans avoir suppuré; elles reparoissent à diverses époques séparées par des temps plus ou moins longs, suivant plusieurs circonstances difficiles à saisir; elles reviennent assez constamment à la même partie à laquelle elles ont paru en premier lieu; elles se convertissent aussi quelquefois en dartres laiteuses. Les dartres anciennes, compliquées de lait répandu, sont les plus fâcheuses.

L'éruption à la peau, des humeurs qui sont la cause de cette maladie, avoit fait imaginer qu'on la guériroit par des cautères entretenus long-temps en suppuration, ou par des vésicatoires répétés tous les jours; on avoit imaginé pour cela plusieurs onguens caustiques; d'autres Médecins avoient espéré de détourner les humeurs laiteuses, en évacuant très-souvent les intestins par divers purgatifs; l'expérience a détruit la confiance qu'on avoit eue à ces traitemens, & à beaucoup d'autres, par lesquels la charlatanerie a exercé de grands ravages. On est forcé de reconnoître qu'on ne peut remédier au lait répandu ; qu'en détruisant la pléthore bilieuse qui corrompt cette liqueur dans les organes ; une fois cette constitution détruite, la maladie laiteuse qui en résulte, cède facilement à quelques remèdes peu différens de ceux qui conviennent aux autres Maladies de la peau.

Au reste, il n'est pas rare de voir des maladies laiteuses de la peau augmentées, & quelquefois même produites par l'usage habituel du lait administré mal-à-propos dans la pléthore bilieuse.

ARTICLE III.

Des affections morales qui accompagnent les Maladies chroniques de la Peau.

On remarque que les maladies de la peau, sur-tout celles du visage, sont contemporaines de diverses affections morales, & que ces deux espèces de maux, paroissent être l'effet l'une de l'autre; mais il est embarrassant, au premier coup d'œil, de déterminer si c'est la mélancholie des malades qui donne lieu aux excoriations de la peau, ou si ce sont les excoriations qui, par l'idée fâcheuse qu'elles présentent sans cesse, enlèvent la gaieté, & y substituent des images tristes. Je me suis convaincu que les maladies de peau & les affections morales qui les accompagnent, sans être la cause ni l'effet les unes des autres, procèdent en même-temps de la pléthore bilieuse.

De sorte que quand on dit vulgairement que la mauvaise humeur produit beaucoup de bile, qu'elle a été la cause de telle ou telle maladie bilieuse, il faut entendre que la constitution bilieuse du sang a occasionné successivement la mauvaise humeur & la maladie. Le chagrin même tient à cette constitution; au lieu de croire que le chagrin crée de la bile, on verra en y réfléchissant, que c'est la pléthore bilieuse qui rend sensible aux motifs du chagrin; que les motifs les plus légers affectent gravement les personnes pléthoriques, tandis que celles qui ne le sont pas, sont peu sensibles aux évènemens les plus fâcheux; enfin, que la cause de la mélancholie, & celle des maladies de peau, existent dans le sang, & que les circonstances ne font que déterminer ces affections.

On n'aura donc pas de peine à reconnoître l'erreur de ceux qui supposent le siége des affections morales dans les nerfs, & qui donnent à ces affections les noms arbitraires & insignifians de *vapeurs* ou *maladies nerveuses*. Où cette idée chimérique peut-elle avoir pris naissance? & comment a-t-elle pu s'accréditer chez plusieurs Médecins qui savoient que ni l'anatomie, ni la saine physiologie, ne mettent les altérations spontanées des nerfs à la portée des sens, & qui devoient sentir par là l'insuffisance, pour ne pas dire l'absurdité de l'influence de ces cordons dans les affections morales.

Ces affections sont variées à l'infini; mon but n'est pas d'analyser ce prothée, dont la connoissance est la pierre philosophale des Physiologistes, & la guérison, l'écueil des Médecins cliniques; je me propose seulement de fixer l'attention sur les affections morales qui procèdent de la même disposition d'où résultent des maladies de peau, qui accompagnent par conséquent ces maladies, & qu'on peut guérir conjointement.

Un commencement de pléthore bilieuse dérange l'économie animale pendant quelque temps, souvent pendant quelques mois, & les signes de cette constitution du sang, tels que je les ai décrits (*page* 48 & *suiv.*) se manifestent avant que la manière d'être morale, éprouve un changement remarquable. D'ailleurs, on supporte la pléthore bilieuse plus long-temps, sans en être incommodé, si l'on est fortement organisé, si le mouvement des humeurs est tranquille, les passions douces, & au contraire. Il eſt encore bon d'obſerver que les affections morales produites par la pléthore bilieuſe, ont plus d'intenſité dans les ſujets affectés de maladies de peau graves, & *vice verſâ*.

On diſtingue les dérangemens moraux dans les perſonnes pléthoriques bilieuſes, par l'ennui habituel qu'elles éprouvent, par des momens d'humeur, de petites impatiences ſpontanées, un penchant à la rêverie, à la triſteſſe, le goût de la ſolitude, l'attention à éviter les récréations agréables, le dégoût pour les amuſemens qui plaiſoient auparavant, &c. Les plaiſirs de l'amour ſont inſipides pour les hommes, les deſirs naiſſent difficilement, il reſte des idées triſtes après qu'on les a ſatisfaits; on eſt indifférent pour les jouiſſances qui ſont en quelque ſorte le bonheur des autres; l'amour paternel, l'amour filial, l'amitié effleurent à peine la ſenſibilité.

Ce dernier trait ne participe point de l'égoïſme, dont on voit aujourd'hui une multitude de modèles dans la ſociété; l'indifférence de l'homme pléthorique bilieux, eſt indéfinie; &, parmi les êtres qui devroient l'intéresser, c'est lui qu'il oublie le premier. Quelquefois il tombe dans l'apathie ; il devient morose, assassin, suicide, comme dans quelques maladies bilieuses internes, on est phrénétique ou maniaque.

Les nuances des affections morales des femmes, qui accompagnent les maladies de peau, exigent, pour être bien saisies, une attention soutenue & des observations multipliées dans diverses sociétés; elles sont ordinairement moins bien caractérisées que dans les hommes, parce que l'organisation plus délicate des personnes du sexe, supporte moins long temps la pléthore bilieuse insensible, & que par conséquent elle devient sensible chez elles avant d'avoir fait de grands progrès. Quoiqu'on ne puisse pas précisément déduire des observations sur ces affections, un résultat moyen qui en fixât le caractère d'une manière invariable, on peut cependant les rapporter toutes aux principaux traits suivans.

Dès que la pléthore bilieuse est assez considérable pour produire une maladie de peau grave, on ne trouve plus dans les personnes qui sont attaquées de celle-ci, cette aménité, cette égalité dans le caractère, cette simplicité dans les discours, cette gaieté dans les actions, cette vivacité, cette justesse dans les jugemens, qu'on avoit admirées autrefois, à moins qu'un excellent naturel ne l'emporte, ou qu'une dissimulation continuelle, aisée à reconnoître, ne se soutienne. Sur un rien on contredit, pour peu de choses on s'échauffe, on s'obstine; on saisit les occasions d'exhaler son humeur spontanée; non-seulement on chérit sa boutade, mais on prétend encore la faire partager aux autres, & l'on s'irrite de n'avoir à combattre que contre la douceur, de sorte qu'une société de deux ou trois personnes pléthoriques bilieuses, seroit un gymnase continuel de discussions aigres, de propos durs, de cris hargneux.

Tandis qu'on souffre difficilement les éloges d'autrui, on se passionne communément pour quelqu'un ou pour quelque chose; & soit qu'on veuille placer l'objet de son affection dans l'estime publique, ou en déprimer un autre, on élève la voix pour défendre son opinion; la contradiction irrite, le sang-froid soulève; le caractère maussade, acariâtre, exigeant, jaloux, méchant, s'établit à la place du caractère aimable & gai qu'on avoit en bonne santé. Ceux qui goûtoient auparavant tous les agrémens de la société auprès des personnes devenues pléthoriques bilieuses, sont étonnés de ce changement.

Je n'entrerai point dans le détail des zizanies survenues dans les familles, entre les époux, les frères, les domestiques, &c. & entretenues par la pléthore bilieuse des sujets; je dirai seulement (ce qui m'a fort étonné) que plus les membres d'une société sont intimes, & plus leur position respective leur impose d'égards les uns envers les autres, plus la pléthore bilieuse suscite de tracasseries graves, plus cette constitution du sang rend dur, altier, tyran, envers les personnes qui inspirent d'ailleurs des sentimens tout contraires.

Quelquefois la mélancholie s'empare des femmes fortement pléthoriques bilieuses: les divertissemens leur répugnent; ceux que les autres se donnent les attristent; la toilette même leur devient insipide; tantôt elles contractent une paresse qui les retient continuellement au lit, & elles négligent, pour la satisfaire, les soins importans du ménage, de leurs affaires, de leurs enfans; tantôt elles sont d'une apathie complette pour tout ce qui les environne, excepté pour un objet qu'elles affectionnent passionnément; ce sera dans les unes, la solitude & les larmes; dans les autres, la parure; une autre aimera un de ses enfans exclusivement; une autre, quelqu'autre personne; la passion des femmes pléthoriques bilieuses, dominante de nos jours, est pour leur santé; c'est dans la plupart d'entr'elles, un *état* que d'être malades, comme on étoit autrefois dévote, comme quelques-unes sont encore joueuses; elles ne parlent que de leurs maladies, le plus souvent supposées, n'agissent que pour se traiter, ne boivent, ne mangent, ne prennent l'air, que leurs vues ne soient essentiellement dirigées vers cet objet; il est le despote de l'imagination, la cause d'une maladie continuelle, d'une mort prématurée, & la source de la fortune des Charlatans.

Le tableau n'est pas toujours aussi achevé; mais on est fondé à prédire qu'une femme parviendra au dernier degré de la pléthore bilieuse, & qu'elle finira par être affectée de l'une des manières précédentes, si elle ne s'applique pas à y remédier, quand on lui voit, à chaque instant une sensibilité douloureuse, que le moindre bruit la saisit, que le plus petit évènement extraordinaire lui donne un tremblement, qu'une peur la jette en syncope, &c. Cette disposition est aussi communément l'avant-coureur de quelque maladie grave

J'ai fait une autre remarque, dont l'application fournira souvent les moyens de la vérifier : la pléthore bilieuse & les affections, tant morales que physiques qui en résultent, sont plus particulièrement le partage des personnes que le malheur poursuit, ou que les circonstances contrarient, eu égard à leurs arrangemens prémédités, à des desirs violens qu'elles ne peuvent satisfaire, ou à quelque sujet de peine, qu'une imagination forte peint avec des couleurs dont l'impression est quelquefois purement idéale & particulière à l'individu affecté, comme l'amour, la jalousie, toutes les passions désordonnées, ou que les autres sujets ressentent moins vivement. Ces passions déterminent alors les effets physiques de la pléthore bilieuse à la peau du visage, parce qu'elles jouent continuellement sur ce théâtre, un rôle fatiguant pour cette membrane, & qu'elles y portent une plus grande quantité d'humeurs de transpiration imprégnées de bile

En vain les femmes attentives à ces révolutions qui se passent en elles, cherchent-elles à écarter les suites fâcheuses du méchanisme intérieur qui y donne lieu; la philosophie qu'elles appellent à leur secours, n'a pas prise sur un ennemi attaché à leur constitution, & qui renaît tous les jours de la même manière de vivre qui l'a engendré; on s'apperçoit de leurs souffrances, quelquefois des efforts qu'elles font pour les cacher; on les blâme, hélas, tandis qu'elles ne sont qu'à plaindre!

Si elles veulent effacer de leur peau les traces de la pléthore bilieuse qui l'altèrent, tous les Médecins s'empressent également de leur prescrire des règles générales de conduite, & des médicamens dont le peu de succès les éloigne bientôt après. Plus les malades exécutent avec constance cette foule d'ordonnances inutiles, & le plus souvent nuisibles, qui se débitent contre les maladies de la peau, plus il en résulte de répugnance pour les remèdes en général, d'éloignement pour les Médecins, & de satyres contre la Médecine, (car on veut toujours rendre l'Art responsable des erreurs de ceux qui l'exercent); on finit par avoir recours aux Charlatans, & ce parti doit paroître fort excusable; on en tire divers ingrédiens dont les noms séduisans & les formes agréables déguisent les topiques les plus dangereux; & les malades, victimes de leur crédulité, tourmentés par des taitemens infructueux & par le desir de guérir, ont la douleur de voir empirer leur état par les causes mêmes qui auroient dû l'améliorer.

ARTICLE III.

Des Maladies aiguës de la Peau.

IL n'étoit pas possible de restreindre les recherches sur les maladies de la peau qui procèdent de l'état du foie, aux seules affections chroniques de cette membrane; 1°. parce que les unes & les autres ne reconnoissent qu'une seule & même cause, la pléthore bilieuse; 2°. que la connoissance de l'influence de cette constitution dans les Maladies aiguës de la peau, est ce qu'il y a de plus propre à rendre évidente l'influence de la même constitution dans les maladies chroniques; 3°. que la plupart des affections chroniques de la peau, que je viens de décrire, sont la suite, & même quelquefois l'effet propre des maladies aiguës de cette membrane. C'est ainsi qu'une érésipèle, déterminée par une pléthore bilieuse considérable, cède la place à un ulcère, à la gangrène, à des dartres, & que les maladies éruptives, telles que la rougeole, la petite vérole, la miliaire, le scorbut, sont suivies d'ophtalmies, de fistules & d'éruptions chroniques, caractérisées par des *croûtes*, *farines*, *pustules*, *boutons*, *rougeurs diverses*, &c.

Il étoit donc nécessaire que mon sentiment différât de celui des Membres de la Société Royale de Médecine; cette Compagnie a proposé la question que je traite, pour le sujet d'un Prix qu'elle devoit décerner en 1784; mais ce Prix a été refusé aux concurrens, parce qu'ils n'avoient *saisi la question, en étendant leurs recherches à des maladies, soit aigües, soit chroniques, dans lesquelles il paroît sur la peau des éruptions qu'on ne comprend pas sous le nom général de* Maladies cutanées, *telles que la miliaire, le scorbut.* (Programme du 31 Août 1784.) La Société prévient dailleurs les concurrens (Ibidem) *qu'ils doivent se borner à l'examen des maladies chroniques de la peau; caractérisées par les mêmes croûtes, farines, pustules, &c.* que celles qui procèdent très-souvent des maladies aigües de la peau & dont on défend de s'occuper. Mais quel qu'ait été le motif des Membres de la Société, en imposant cette loi, elle m'a paru trop contraire, suivant mes principes, au but d'éclairer parfaitement la matière que je traite, pour me décider à y souscrire.

Eréſipèle.

L'ÉRÉSIPÈLE eſt une maladie aiguë de la peau aſſez commune pour n'avoir pas beſoin d'une longue deſcription ; on ne doute point qu'elle ne ſoit produite par les matières bilieuſes charriées dans l'humeur de la tranſpiration ; cette tumeur attaque le plus ſouvent la face comme la *couperoſe* ; elle a une couleur rouge, tirant ſur le jaune ; elle eſt parſemée de phlictènes remplies d'une ſéroſité rouſſâtre, qui n'eſt pas différente de celle qu'on pourroit faire en délayant un peu de bile dans la ſéroſité du ſang ; enfin l'émétique eſt, pour ainſi dire, le ſpécifique de cette maladie.

Ce n'eſt pas en évacuant immédiatement l'humeur qui cauſe l'éréſipèle, que l'émétique guérit ; mais, en évacuant la bile cyſtique, il procure le moyen d'employer à la récupérer, une partie des ſubſtances bilieuſes contenues dans le ſang, qui occaſionnoient la tumeur, & il diminue ainsi la pléthore bilieuse. M. Reil prescrit aussi les émétiques contre l'érésipèle; afin, dit-il, qu'après l'évacuation de la bile, le sang puisse se décharger dans le foie d'une nouvelle quantité de matières bilieuses.

Cette même humeur érésipélateuse, ou mêlée de bile, altère la peau des lèvres par une éruption croûteuse, dans la plupart des fièvres continues simples d'été & d'automne; & cette crise est l'indice d'une guérison prochaine.

Phlegmon.

On doit regarder comme des *phlegmons*, qui procèdent de la pléthore bilieuse, les dépôts critiques de la peau, qui surviennent à la suite des maladies caractérisées par les signes de cette disposition des sujets; ces tumeurs sont formées par une grande partie de matières bilieuses accumulées, stagnantes, & qui acquièrent par leur stagnation, un degré de corruption propre à détruire la peau pour se procurer une issue. Un *panaris* est souvent une maladie de peau relative à la pléthore bilieuse; dans certaines circonstances, la dispoſition pléthotique du foie eſt jugée, après un certain temps, par des panaris à tous les doigts alternativement.

Exanthèmes.

La pléthore bilieuſe eſt auſſi la cauſe de la plupart des fièvres exanthématiques; la fièvre, qui les accompagne, eſt le travail de la nature, convenable à la deſpumation procurée par la tranſpiration. La diverſité des exanthèmes vient de la variété des ſubſtances dont les matières de la tranſpiration ſont compoſées. Elles contiennent plus de ſang dans la *rougeole* & la *ſcarlatine*, plus de ſéroſité dans la *millaire*, de matières bilieuſes corrompues dans la *pourpre*; dans la *miliaire des femmes en couche*, la matière laiteuſe caractériſe l'éruption; la *fièvre puerpérale* eſt la maladie des femmes en couche dont la groſſeſſe a été contemporaine de la pléthore bilieuſe.

Charbon.

Les maladies de peau qui participent de la *peſte*, le charbon, les bubons, les pétéchies pestilentielles, causées par des alimens corrompus, telles qu'on les observe souvent, peuvent-elles venir d'autre cause extérieure, si ce n'est de ce que les portions bilieuses des alimens, imprégnées du levain de la corruption, ont été rejettées par le foie, & portées à la surface du corps par la transpiration?

Nous manquons sans doute d'observations assez détaillées sur les pestiférés, pour être certains de ce rapport des maladies du foie avec les symptômes de la peste qui se présentent à la peau; mais il est aisé d'en juger par des analogies : SAUVAGES rapporte, d'après HAMBERGER & d'autres Auteurs, que des hommes qui avoient mangé des baies de solanum, eurent peu après tout le corps rouge, comme dans la *pourpre*, sans chaleur & sans fièvre, & qu'ils furent débarrassés de cette incommodité par un émétique.

J'ai vu, ajoute cet Auteur, dans le même état, toute la famille d'un Cordonnier qui avoit mangé le foie d'un chien de mer; l'épiderme se détacha de leur corps, & tomba par lambeaux considérables; une jeune fille de cette famille, qui avoit moins mangé de foie que les autres, ne pela pas de tout le corps, mais il lui ſurvint un abcès à la cuiſſe. (*Noſolog. Méthod. tom. II. pag.* 593).

Jauniſſe.

LA *jauniſſe* ne peut être conſidérée comme maladie de peau, qu'à raiſon de la démangeaiſon qu'elle cauſe à cette membrane, & de la grande ſécchereſſe à laquelle elle donne lieu, en altérant & en épaiſſiſſant l'humeur de la tranſpiration. Cette maladie eſt quelquefois critique dans les fièvres continues bilieuſes; l'obſervation d'HYPPOCRATE à cet égard, eſt une autorité puiſſante en faveur des influences de la pléthore bilieuſe ſur les maladies de la peau; voici comment il s'exprime à ce ſujet, (*Liv.* 4, *Aph.* 64): » La jauniſſe qui ſurvient au ſeptième, ou neuvième, ou onzième, ou quatorzième jour des fièvres, eſt ſalutaire, à moins qu'il ne ſurvienne une tumeur au côté droit «. Or cette tumeur formée dans le foie, eſt une inflammation de ce viſcère ſurchargé de matières bilieuſes que la tranſpiration n'a pu enlever en entier,

On voit par là la nécessité de convenir que la jaunisse est plus souvent causée par la pléthore bilieuse que par l'épanchement de la bile cystique.

Dans l'ictère verte, *icteritia viridis*, ou noire, *melasicterus*, ce sont des substances bilieuses passées de la veine porte dans le sang, qui ont donné la couleur à la sérosité, & celle-ci l'a donnée à la peau. La dernière, appellée aussi *maladie noire*, vient sans doute du mélange du sang noir, contenu dans la veine porte, avec l'humeur de l'insensible transpiration. Ces maladies exigent, dit SAUVAGES, des recherches particulières que les Auteurs n'ont pas achevées; ces recherches, suivant ce que je viens de dire, doivent être relatives à des observations cliniques & anatomiques sur le foie.

La Goutte.

D'APRÈS les rapprochemens précédens des phénomènes relatifs à la secrétion de la bile & à la transpiration, seroit-ce une erreur de conjecturer que *la goutte*, cette cruelle maladie de la peau, dont l'origine est

est inconnue, tient à l'état du foie? Elle survient après l'usage immodéré du vin, de la bonne chère, des liqueurs échauffantes, substances les plus propres de toutes à multiplier les matières bilieuses dans le sang; aussi les goutteux sont-ils presque tous du tempérament bilieux; ils font peu d'exercice, & leur humeur de transpiration, imprégnée de ces substances, est par conséquent le plus souvent retenue; elle devient si abondante, qu'elle est obligée de se glisser sous les parties membraneuses des extrémités, où elle forme quelquefois des concrétions semblables à celles qui se produisent dans le foie & dans les vaisseaux de la bile. Les symptômes intérieurs & généraux de la goutte, les inquiétudes, l'insomnie, les frissons, les sueurs, le dégoût des alimens, l'abattement des forces, la fièvre caractérisent évidemment la pléthore du foie. Chaque accès de goutte peut passer pour un abrégé de fièvre bilieuse, dont la coction & la crise sont différentes. Les intervalles des accès paroissent remplis par une rétention excessive de substances bilieuses destinées pour la transfpiration, & leurs retours, déterminés par l'explosion de ces substances dans les membranes des articulations ; ces mêmes matières engorgées dans le foie & les autres viscères, seroient alors ce qu'on appelle *goutte remontée.*

En travaillant sur cette matière, en développant les observations, en les combinant, on trouvera peut-être que la pléthore bilieuse est dans la manière de vivre que nous avons adoptée, la cause la plus générale des maladies, tant aiguës que chroniques.

ARTICLE V.

Du Sang des Malades.

LE ſang ſorti de la veine des ſujets attaqués de pléthore bilieuſe, eſt d'un rouge foncé, tirant ſur le noir; la partie rouge en eſt plus conſidérable que dans l'état naturel, & elle eſt mêlée d'une ſubſtance aglutinative qui la convertit à meſure qu'elle refroidit, en un corps compact, arrondi en forme de cul d'artichaud. Cette conſtitution du ſang eſt auſſi celle qui caractériſe les maladies inflammatoires dans leſquelles la pléthore bilieuſe joue un rôle plus conſidérable que dans des ſimples maladies de la peau.

De plus, la ſuperficie du *coagulum* eſt couverte de matières bilieuſes viſibles, tantôt vertes, tantôt jaunes ou griſâtres, tantôt marbrées de verd & de jaune; & la ſéroſité dans laquelle il ſurnage, eſt trouble & ſafranée. Des obſervations imparfaites ſur ce ſujet ont donné lieu à l'erreur des Médecins, qui craignent que la saignée n'attire la bile de la vésicule dans le sang, & qui n'osent, par cette raison, prescrire l'ouverture de la veine dans la pléthore du foie, tandis que la bile qui couvre alors le sang, existe dans cette liqueur, & ne peut provenir du sac ni des canaux biliaires.

L'intensité des qualités du sang que je viens de décrire, est d'autant plus grande que la pléthore du foie est plus considérable. La saignée, qui est toujours indiquée alors, procure une diminution dans les signes tirés de l'inspection du sang, qui s'accorde avec la diminution des symptômes de la pléthore d'une manière sensible & satisfaisante, à moins que la pléthore bilieuse ne soit si grave qu'il n'y ait aucun espoir de la détruire.

Elle n'a, par exemple, jamais été aussi remarquable qu'à l'époque de la constitution épidémique du printemps de 1785, décrite dans un Extrait publié par la Société Royale de Médecine, sous le titre de *Réflexions*. Le Rédacteur de cet Extrait rapporte qu'on a vu les lobes du poumon de couleur safranée à leur surface, &

pleins d'un ſuc purement bilieux; que le cœur étoit jaune depuis ſes ventricules juſqu'à ſa pointe; le foie très-volumineux, la véſicule du fiel pleine, l'eſtomac, les inteſtins & le méſentère jaune, même à l'extérieur; il découla, ajoute-t-il, d'une ouverture au *duodenum*, faite avec le biſtouri, de la bile ſemblable à celle de la véſicule. L'Anatomiſte, après avoir ouvert les deux ventricules du cœur, n'eut pas les mains teintes de ſang, mais jaunes, comme s'il les eut trempées dans une teinture de ſafran.

La conſtitution pléthorique bilieuſe du ſang ne peut avoir ce degré d'intenſité, que dans les ſujets forcés par-là d'eſſuyer une maladie aiguë violente; mais elle eſt ſuſceptible de diverſes modifications dans les maladies chroniques, telles que celles dont j'ai parlé, dans leſquelles le ſang eſt rarement jaune avant d'être repoſé, mais plutôt rouge-brun ou noir; ce liquide eſt auſſi très-ſouvent ſi abondant, que tous les vaiſſeaux en ſont remplis, ſans en excepter la veine porte, qui eſt ordinairement vuide dans les cadavres.

ARTICLE VI.

Des Cadavres.

LA veine porte des sujets pléthoriques bilieux, contient un sang bien plus noir & bien plus épais que celui des autres vaisseaux, dont la couleur est cependant foncée ; la graisse du tissu cellulaire, à laquelle l'humeur de la transpiration communique, est jaune, la chair fort rouge, & tous les viscères sont tuméfiés & surchargés d'un sang noir.

Ce sang est quelquefois si épais dans la veine-porte, qu'il y forme des caillots prêts à se concréter, & qui, indépendamment de l'effet ordinaire du refroidissement, paroissent avoir été depuis long-temps incapables de circulation ; j'ai vu plusieurs fois dans ce sang, peu d'heures après la mort, & avant que les cadavres fussent refroidis, des caillots consolidés par des filamens charnus qui les traversoient, & leur servoient, pour ainsi dire, de charpente. J'y ai trouvé de vraies concrétions d'une substance jaune & rouge, consistante comme la chair d'un muscle; elles flottoient dans le sang de la veine porte, s'étendoient suivant les ramifications de ce vaisseau dans les veines du bas-ventre, & entroient avec elles dans le foie. *Voyez les figures de la planche.* Ces concrétions n'étoient pas les seules qu'il y eût dans les cadavres, d'autres occupoient les cavités du cœur, & formoient des polypes considérables & curieux, comme on le verra dans un autre Ouvrage auquel je travaille, & qui paroîtra incessamment.

Lorsque la pléthore bilieuse est très-grave, & que les organes des sujets ont pu la supporter sans essuyer quelque maladie aiguë qui ait dépouillé le sang des matières bilieuses surabondantes ou sacrifié le malade : lorsque l'affection est chronique, & à son dernier période, la couleur du foie est foncée; il est quelquefois tacheté de marques violettes; sa substance dans d'autres cadavres, est parsemée de noyaux charnus, plus durs que le reste du viscère; j'y ai apperçu deux fois des globules semblables à de la craie, ou à de petites ossifications. La même observation a été publiée depuis par l'Auteur de la thèse : *De jecinoris-inflammatione, Edimburgi.* Le dernier degré de la pléthore bilieuse est la pourriture du foie, & la peau est toujours malade.

Trois cadavres, parmi plusieurs autres, m'ont fourni les observations suivantes.

Clabaud, Matelot, avoit une dartre vive au scrotum, une démangeaison de tout le corps, & des pustules au front. *Carn*, Forçat, étoit incommodé, depuis plusieurs mois, d'une ophtalmie & d'ulcères aux jambes, & *le Clerc*, Soldat, étoit sujet à des érésipèles à la face, des hémorroïdes, des dartres vagues sur tout le corps. Ils étoient venus dans les hopitaux avec tous les signes de pléthore bilieuse, portée au dernier degré; ils moururent cachectiques au bout de plusieurs mois.

La graisse du tissu cellulaire n'étoit point dissipée par la maladie; elle étoit seulement devenue jaune; la chair des muscles étoit d'un rouge-violet; le foie rouge-brun foncé, parsemé de taches livides à l'extérieur, & de grains durs & charnus dans sa substance. Tous les vaisseaux de la poitrine étoient engorgés & noirâtres; les plus gros contenoient des concrétions polypeuses du sang; les cavités du cœur étoient pleines de caillots de sang fort noir, mêlés de concrétions charnues & graisseuses jaunes. La bile de la vésicule du fiel étoit en petite quantité & pâle, parce qu'apparemment le foie ne la filtroit plus, que les matières en restoient dans le sang; la veine porte étoit en effet pleine d'un sang noir & caillé, quoique chaud; au milieu des caillots lavés, étoient, dans *Carn* & dans le *Clerc*, deux concrétions charnues, dont les figures sont représentées *planches* 1 & 2.

Jacques Pasquier, Forçat, n'avoit d'autre maladie de peau qu'une espèce de miliaire chronique, des démangeaisons, & l'habitude du corps un peu jaune. Je lui trouvai aussi des polypes au cœur; mais il avoit en même-tems le foie prodigieusement tuméfié, tacheté de noir, la bile presque blanche, & la veine porte très-pleine de sang; au milieu de ce sang, étoit la concrétion charnue représentée par la *figure cinquième ;* c'est la plus considérable de celles que j'ai rencontrées; les polypes du cœur étoient aussi monstrueux; les *figures* 3 & 4 sont celles de deux autres concrétions trouvées dans la veine porte pleine de sang, de deux autres sujets morts avec des maladies de peau.

Les cadavres de plusieurs scorbutiques avoient la peau couverte de taches violettes en divers endroits, & rongée dans d'autres par des ulcères. J'ai trouvé communément le foie de ces sujets noir, affaissé, presqu'en pourriture, la veine porte pleine de sang noir, & la vésicule du fiel très-pâle.

Ces malades & beaucoup d'autres, dont l'état extérieur annonçoit une égale affection du foie, mais que leur guérison a empêché de vérifier, ne se plaignoient d'aucune douleur à cette partie, & on n'y trouvoit aucune tumeur : quelques-uns seulement avoient la rate grosse, comme si elle eût participé de la pléthore bilieuse, mais nullement douloureuſe ; on ſait que ce viſcère ſe diſtend prodigieuſement ſans déranger l'économie animale. Le foie eſt, à quelques égards, indolent comme la rate, & capable de ſe diſtendre & de s'altérer ſans aucun ſigne apparent.

Si la Médecine peut être comparée comme l'Anatomie, on trouvera une nouvelle preuve de l'influence de l'état du foie ſur les maladies de la peau dans la maladie des moutons appellée *pourriture* ; au dernier degré de laquelle toute l'habitude du corps de ces animaux eſt affectée (*Mémoire de M. l'Abbé* Tessier), & le foie gâté.

Il réſulte de ces obſervations, que les matières bilieuſes ſurabondent dans le ſang des ſujets attaqués de maladies cutanées ; que ces matières changent la couleur rouge du ſang en noir ; que mêlées avec elle durant la circulation, elles l'épaiſſiſſent, & le transforment en des maſſes charnues, iſolées, qui flottent dans les vaiſſeaux ; qu'elles teignent la graiſſe en jaune ; qu'elles affectent la membrane pituitaire ; que mêlées à l'urine, aux crachats, au mucus, à la chaſſie, aux fleurs blanches, aux humeurs gaſtrique & inteſtinale & à la ſemence, elles dénaturent ces humeurs & cauſent des maladies aux membranes qui les filtrent, & qu'enfin portées à la peau par la tranſpiration, elles donnent lieu à celles qui ſont le ſujet de cet Ouvrage.

TROISIEME PARTIE.

TRAITEMENT DES MALADIES *DE LA PEAU,*

Et des Affections morales qui les accompagnent.

C'EST un malheur, lorsqu'on est malade, de prétendre qu'on peut être assez instruit par les Livres, pour se traiter soi-même ; cette prétention multiplie & perpétue les maux qui ne détruisent pas l'organisation ; elle convertit les plus légeres affections de la peau en des maladies graves & opiniâtres, qui dépravent les humeurs & altèrent les organes, qui transmettent cette dépravation de génération en génération, & qui, si elles ne tuent point évidemment, abrègent toujours la vie de beaucoup, & en rendent quelquefois une partie difficile à supporter.

On n'est pas moins malheureux, dans la même circonstance, avec cette autre constitution de l'esprit par laquelle on se laisse séduire successivement par plusieurs gens de l'Art dont les opinions diffèrent, parce qu'elles portent sur des systêmes, & dont les traitemens ne sont point autorisés par les faits. Il résulte de l'irrésolution continuelle & très-commune des malades, des maux pour le moins aussi dangereux que les maladies elles-mêmes. Il n'est pas rare de voir des cas où divers traitemens successifs ont dérangé la santé des sujets d'une manière bien plus grave que n'auroit fait le mal qu'ils vouloient détruire, livré à lui-même, soit parce que les ingrédiens qu'on aura employés, l'auront irrité, soit parce que les remèdes ou le régime auront altéré le tempérament, & produit d'autres maladies incurables.

Mais il faut convênir qu'il ne dépend pas, jusqu'à un certain point, des sujets attaqués de maladies de peau, de ne pas tergiverser dans leur confiance, & de s'abstenir de voltiger des mains d'un Médecin dans celles d'un autre. Cette mobilité de caractère est propre & particulière aux personnes pléthoriques bilieuses ; leur irrésolution dans ce qui concerne la santé, est commune à toutes leurs entreprises. Ces malades sont d'ailleurs généralement mélancholiques, inquiets, méfians, & par conséquent difficiles à gouverner; ils ont sur-tout une telle inclination pour les Charlatans, que les promesses ridicules de ceux-ci, suscitent quelquefois autour des Médecins instruits, des témoignages de défiance désagréables & rebutans. Il faut, au lieu d'abandonner un malade aussi déraisonnable, s'armer de patience & écarter avec douceur les idées qui l'affectent douloureusement, si l'on veut tout mettre en usage pour le guérir.

L'instabilité de la confiance des personnes attaquées de maladies de peau, est encore puissamment soutenue par les discours hasardés que l'on tient autour d'eux, & auxquels ils prêtent la plus grande attention. Ce sont les parens, les amis, les connoissances, tous ceux qui approchent un malade, qui le tourmentent par les soupçons qu'ils jettent dans son ame sur les traitemens qu'on lui administre, sans réfléchir au tort qu'ils lui font. Comment peut-on ajouter ainsi, de gaieté de cœur, aux souffrances d'un mélancolique, celle qui résulte d'une nouvelle inquiétude qu'on lui donne sur son traitement ? Pourquoi le forcer à retirer la confiance qu'il avoit en son Médecin, pour la donner à un autre dont on lui rendra bientôt les procédés suspects par des propos inconséquens, sans qu'il ait la force, ou la volonté ou l'idée de rejetter toutes ces impressions ?

On est ordinairement très-circonspect dans les discours sur toutes les matiéres qu'on n'entend pas, dans la crainte de passer pour ignorant ; il n'y a que sur la Médecine que chacun se permet d'argumenter, de contredire & de délirer sans aucune connoissance ; les discours qu'on pourroit hasarder sur des objets indifférens, caractériseroient un défaut d'instruction dont il ne résulteroit d'autre inconvénient qu'une petite mortification pour l'amour-propre ; ce motif met en garde, mais s'il s'agit de la ſanté, de la vie d'un ami, d'un parent, qu'un mot peut détourner d'un traitement utile, précipiter dans la charlatanerie, & conduire au tombeau; aucune conſidération ne retient. De ſorte qu'à le bien prendre, il y a peu de fonds à faire ſur les traitemens adminiſtrés dans les maladies de la peau, & qu'en effet, la plupart ſont infructueux.

A quoi attribuera-t-on tous ces obſtacles, ſi ce n'eſt à l'inſuffiſance des ſecours qu'on a employés juſqu'à préſent contre ces maladies? Elle eſt auſſi extraordinaire qu'évidente pour tous ceux qui la conſidéreront ſans prévention. Chacun des Médecins qui ont écrit ſur les maladies, a rapporté ſes idées à un principe différent, & tous ces principes ſont éloignés des connoiſſances que l'obſervation & l'ouverture des cadavres juſtifie; de-là chacun s'eſt égaré dans un dédale de probabilités relatives à des traitemens, par leſquels on s'eſt flatté de remplacer ce que la nature ſeule peut opérer; chacun, ſéduit par l'amour de quelques nouveaux remèdes, a prétendu prononcer ſur leur efficacité, au moyen des analogies, des comparaisons chymiques, &c. & l'on apprend, après avoir parcouru plusieurs volumes qui traitent des maladies de la peau, ou à livrer les malades à des règles diététiques qui sont communes à presque toutes les maladies chroniques, ou à leur donner au hasard deux ou trois remèdes que l'expérience n'autorise pas, ou à les exposer à des topiques dangereux.

Je me propose donc de tracer un plan général des traitemens que les maladies de peau exigent, afin 1°. de fixer l'attention des malades, d'éveiller leur discernement sur les secours qu'ils doivent préférer, & de les déterminer à la constance; 2°. de diriger les vues curatives des gens de l'Art que la routine conduit, & dont les soins infructueux désespèrent les malades. J'examinerai chacun de ces remèdes en particulier, & j'en déduirai les avantages & les inconvéniens. On ne doit pas oublier que les remèdes les plus salutaires exposent à des dangers, par la fausse application qu'on en fait, & qu'il y auroit de la témérité à faire usage de ceux que je vais indiquer, sans être éclairé par un Médecin inſtruit & très-exercé.

Les ſecours convenables contre les maladies de la peau, doivent avoir pour but, 1°. de détruire la pléthore bilieuſe, 2°. de rétablir la ſecrétion de la bile, 3°. de favoriſer la tranſpiration. Je ne traiterai que des maladies cutanées ſimples; on ſait ce qu'exigent celles qui ſont ou entretenues ou compliquées par un virus; mais il importe de faire remarquer que ſi l'on adminiſtroit inconſidérément les anti-ſcorbutiques ou les anti-vénériens, avant d'avoir combattu la cauſe eſſentielle de la maladie, c'eſt-à-dire, dégorgé le foie & remédié à la pléthore bilieuſe, on ne feroit que rendre le mal plus grave, & peut-être incurable.

Avant d'entrer en matière ſur le choix des moyens propres à détruire la pléthore bilieuſe, je ne puis paſſer ſous ſilence une remarque que j'ai déja faite ailleurs, & que j'aime à répéter chaque fois que l'occaſion s'en préſente, comme un hommage à la ſagacité des anciens Médecins : ſous quelque nouveau point de vue qu'on enviſage les maladies, de quelque manière qu'on en raiſonne, d'après les nouvelles découvertes anatomiques & les connoissances physiologiques ; les traitemens qui leur conviennent, sont encore ceux que l'expérience des Anciens a consacrés ; peu de nouveaux moyens méritent d'y être ajoutés ; aucun n'a obtenu le droit de les suppléer. La monotonie apparente des remèdes généraux est mille fois plus savante que toutes les découvertes des nouveaux médicamens, parce que cette science consiste dans un choix sage, dirigé par l'expérience. D'ailleurs on a déja tiré des observations précédentes, des raisons d'apprécier les prétendus spécifiques recommandés contre les maladies de la peau & assis des jugemens sur les succès qu'on en doit attendre.

ARTICLE PREMIER.

Du Régime.

LE but de remédier aux maladies de la peau, en détruisant la pléthore bilieuse qui les occasionne, sera aisé à remplir, si on ne perd pas de vue que la matière de la bile vient des alimens. Dans les cas ordinaires, le régime seul, ou l'attention de ne vivre que de substances peu propres à engendrer la bile, diminueront les matières bilieuses, & détruiront la pléthore, si on le continue jusqu'à ce que le foie ait eu le temps de séparer du sang toutes les matières bilieuses qui avoient été rejettées par ce viscère, & qui ne trouvoient d'issue qu'avec la transpiration.

Le régime est donc le principal moyen de remédier à la pléthore bilieuse. Le préjugé, qui porte à croire qu'on en vient à bout par des remèdes, & que le régime n'est qu'accessoire, est très-fâcheux; c'est peut-être le principal obstacle aux succès; les remèdes, au contraire, s'il convient d'en employer, ne doivent être que des moyens secondaires, mis en usage pour écarter les obstacles qui pourroient naître durant l'opération de la manière de vivre; mais on auroit tort de s'imaginer qu'on réussira par de légers changemens, & sans privations: les malades ont à cet égard des préjugés nuisibles, & les Médecins sont d'une timidité ou d'une insouciance aussi essentielles à combattre.

Pour détruire la pléthore bilieuse, & guérir les maladies de la peau, qui procèdent de cette constitution, on ne se contentera donc pas de retrancher quelques mets de sa table, d'en bannir les viandes salées, les ragoûts, les épiceries, le vin pur, les graisses, & d'autres lieux communs de médecine, de substituer des viandes bouillies ou rôties abondantes en sucs, des légumes imprégnés de jus de viandes, les poissons recherchés, &c. &c.; si on ne proscrit pas tout d'un coup, dans les cas graves, toutes ces substances; si on ne met pas tout de suite les malades à un régime complet; on affoiblira peut-être la cause du mal; mais on ne l'enlèvera pas, & les remèdes par lesquels on l'attaquera, ne corrigeront pas ce qu'il y a de vicieux dans les régimes qu'on a coutume de suivre.

Pourquoi dans les circonstances qui l'exigeroient, ne mettroit-on pas les personnes pléthoriques au régime des anciens peuples vigoureux & sains? pourquoi ne leur feroit-on pas sentir la nécessité de ne vivre que d'herbages, de légumes à l'eau, de salade (excellente nourriture dans la pléthore bilieuse) de racines, de melons & des fruits que chaque saison procure? On doit sur-tout déplorer l'erreur qui fait attribuer aux fruits & à toutes les crudités, des mauvaises qualités chimériques, & qui leur fait préférer les mets auxquels on s'habitue dans les saisons où l'on est, pour ainsi dire, forcé de vivre de substances animales.

On peut bien peut-être vivre pendant une saison ou deux, de jus de viande & de diverses espèces d'animaux assaisonnés de mille manières, sans en être incommodé; mais n'est-ce pas une erreur occasionnée par l'habitude, bien dangereuse, que de continuer la même nourriture dans les saisons où la terre ſemble nous offrir d'autres ſubſtances pour vivre & pour réparer les déſordres que le régime animal doit avoir produits? Notre conſtitution appropriée à ce régime, peut bien ne pas rendre ce changement de nourriture néceſſaire dans l'état de ſanté; mais il faut convenir au moins que ce changement eſt eſſentiellement indiqué dans la plupart des maladies. Les Médecins l'emploient avec raiſon dans les maladies aiguës bilieuſes; ils proſcrivent avec le plus grand ſoin les bouillons de viande, pour y ſubſtituer des décoctions de végétaux.

Dans les maladies chroniques de la peau qui procèdent auſſi d'une conſtitution bilieuſe, les malades n'ont pas beſoin de vivre de breuvages; les fonctions des organes de la digeſtion étant dans leur entier, il leur faut des alimens ſolides; mais ils doivent être pris excluſivement dans les ſubſtances végétales; les plus récentes & les plus aqueuſes méritent la préférence, les farineux conviennent moins ſur les tables que les autres végétaux, parce que les mets ſont habituellement aſſaiſonnés par le pain, qui eſt un farineux,

& qui fait la plus grande partie de la nourriture de beaucoup de personnes.

Ce régime n'est rebutant que dans la spéculation ; on le trouve ordinairement agréable après quelques jours d'usage ; la plupart des malades le préfèrent même après leur guérison, & les viandes leur répugnent quelquefois pour toujours.

Si l'on consulte l'observation pour juger de l'efficacité du régime, on trouvera qu'il est habituel chez les habitans de nos campagnes, auxquels les maladies chroniques de la peau sont inconnues ; on lira (*Rapport des Commissaires de la Société Royale de Médecine*) que la lèpre, *elephantiasis*, mal rouge de Cayenne, est produite par les mauvais alimens, tels que les viandes & les poissons corrompus ; que les lépreux chassés de leurs cases par les familles & réduits à brouter l'herbe, reviennent quelquefois au bout de quelque temps parfaitement guéris par ce seul régime ; enfin, ne guérit-on pas (si la comparaison est permise), le *farcin*, maladie de la peau des chevaux, en substituant l'herbe verte du printemps & de l'automne, à la nourriture dont ils font usage habituellement ?

Ce qui m'a le plus étonné quand j'ai pris des connoissances générales sur la manière dont la Médecine est exercée en Europe, c'est la diversité prodigieuse des boissons usitées dans les maladies, comparée à l'uniformité des alimens ; il semble qu'on regarde ceux-ci comme indifférens pour la santé, & qu'on attribue aux autres toutes les propriétés d'où procèdent les changemens qu'on veut opérer. Cette réflexion mérite d'être sentie : le bouillon de viandes est la seule nourriture de presque tous les malades ; peu de Médecins sont au-dessus du préjugé qui domine le vulgaire à ce sujet, tandis que les tisanes & les potions sont multipliées à l'infini.

Dans les maladies chroniques, la ressemblance du régime n'est pas moins étonnante, ni par conséquent l'effet qu'on en attend moins indifférent. De vingt malades, on peut assurer que dix-huit mangent les mêmes choses : quelle que soit la différence des maladies, il n'y en a, pour ainsi dire, aucune entre les alimens, sur-tout dans les hopitaux ; on attend tout des boiſſons & des médicamens.

Il arrive le plus ſouvent de-là, dans les maladies de la peau, que les alimens ajoutent autant & quelquefois plus de ſubſtances bilieuſes dans le ſang, que les boiſſons n'en peuvent diſſoudre & entraîner, & que les malades reſtent dans le même état ; ou, ſi la diète, autre abus dans les maladies chroniques, les prive tout-à-fait d'alimens, les boiſſons énervent les organes qui ne ſont point avivés par un nouveau chyle, & altèrent les fonctions. La diète & l'excès des boiſſons, peuvent paſſer pour les principaux obſtacles à la guériſon des maladies chroniques en général qu'on obſerve à Paris.

ARTICLE II.

Des Boissons.

Les obstacles que le régime animal oppose à la guérison des maladies de la peau, sont puissamment fortifiés par l'usage de diverses boissons auxquelles on se plaît à attribuer diverses propriétés chimériques, & dont les mauvais effets sont évidens. Chaudes, elles relâchent les membranes & leur ôtent le ressort propre à expulser les humeurs bilieuses par la transpiration; chargées de certains sucs végétaux par l'ébullition, elles portent dans le sang des substances qui leur permettent moins de s'imprégner de celles qu'elles y trouveroient; abondantes, elles n'opèrent aucune autre dépuration que la leur propre, parce qu'elles se présentent en quantité pour la transpiration, & qu'elles occupent entièrement l'organe de cette fonction. Ces raisons font une critique involontaire de la conduite du plus grand nombre des malades.

C'est la conviction qu'on a de

l'efficacité du régime végétal dans les affections qui procèdent de pléthore bilieuse qui a accrédité les *jus d'herbes* ; on les emploie beaucoup dans les maladies de la peau, & ils sont parfaitement indiqués ; s'ils réussissent rarement, il faut en accuser la forme sous laquelle on les prend, & les accessoires. Les accessoires sont le régime animal qu'on suit communément pendant l'usage des jus d'herbes, & qui détruit d'un côté le bien que cette boisson fait de l'autre. La forme sous laquelle on prend les jus d'herbes, s'oppose aussi au succès de ce remède, en ce qu'elle le rend relâchant. Les jus d'herbes sont dans le régime végétal lui-même, & ils y sont sous la forme la plus convenable, puisque les parties solides des végétaux font aliment, en même-temps que leurs sucs agissent dans le sang comme médicament.

Les boissons auxquelles on donne avec raison la préférence, sont en général les plus aqueuses, les plus facilement miscibles aux humeurs : l'*eau* pure est d'une efficacité qui la rend recommandable; c'est le seul secours offert aux animaux domestiques, que nous exposons à la pléthore bilieuse, en les faisant participer de notre manière de vivre, & ils l'emploient avec succès; la plupart des habitans de la campagne n'en ont pas d'autre, & s'en sont bien trouvés dans mille circonstances où les guérisons dues aux sources voisines de leurs habitations, ont procuré à plusieurs l'honneur d'un culte religieux.

Mais l'usage de l'eau ou de toute autre boisson aqueuse dans les maladies de la peau, a besoin d'être rendu efficace par le régime que j'ai prescrit; autrement il est le plus souvent pernicieux. beaucoup de personnes attaquées de maladies de la peau, se condamnent à ne boire que de l'eau pour y remédier, sans en éprouver d'effet salutaire; il semble, au contraire, le plus souvent, que les maladies deviennent plus graves & plus opiniâtres. Cela n'est pas étonnant, par des raisons très-aisées à saisir.

Ne boire que de l'eau & continuer de prendre des alimens abondans en matières résineuses & sulfureuses, propres à créer beaucoup de bile, c'est n'opposer à l'action de ces matières, qu'une liqueur inerte qui leur laisse toute leur énergie, qui flatte, pour ainsi dire, le penchant qu'elles ont à s'épaissir, à s'engorger; c'est favoriser l'inertie des organes destinés à expulser ces matières; les liqueurs fermentées prises avec modération, contiennent un esprit doué de la propriété de stimuler ces organes, de diviser les liqueurs & d'accélérer les excrétions, principalement celle de la transpiration.

Le vin mêlé à l'eau, est de toutes les liqueurs celle qui convient le mieux pour préserver des maladies de peau; ce mélange peut être aussi salutaire dans bien des cas pendant le traitement de ces maladies; il est bon contre le mal rouge (*Rapport de la Société Royale de Médecine*). On a remarqué que la culture des vignes & l'amélioration des vins ont contribué à détruire beaucoup de maladies, spécialement la lèpre dans le midi de la France, (*Hist. de l'Elephantiasis*, *pag.* 131). D'autres Auteurs, au nombre desquels est Huxam, prétendent que la lèpre a disparu de l'Europe, depuis que l'usage de boire habituellement de bonnes liqueurs fermentées, s'y est introduit.

L'uſage de l'eau excluſivement ne peut donc convenir aux perſonnes ſujettes aux maladies de peau, qui vivent de viandes & à la manière accoutumée ; cette boiſſon convient au contraire parfaitement à celles qui, pour ſe guérir d'une maladie de peau, obſervent le régime végétal. On peut cependant quelquefois permettre le vin à ces malades ; mais il faut que ce ſoit le plus léger, le moins chargé de tartre ; le vin blanc, à qualités égales, mérite la préférence, juſqu'à ce que la pléthore bilieuſe ſoit détruite.

Le Commentateur de BOERHAAVE fixe le choix des boiſſons convenables dans la pléthore bilieuſe, en rapportant les ſuccès qu'il a obtenus de l'infuſion *de chiendent*, (*Wanſwieten in Aphor.* 950). Les remarques de cet Auteur ont, à la vérité, pour objet, les calculs biliaires ; mais ſi cette décoction a quelqu'efficacité contre les concrétions calculeuſes de la bile ; à plus forte raiſon conviendra-t-elle dans les cas plus ſimples de la ſurabondance des matières bilieuſes, caractériſée par quelque maladie de peau.

L'expérience m'a décidé pour l'infuſion des feuilles ou la décoction des racines de *ſaponaire*. Cette plante, broyée dans l'eau, forme de la mouſſe & de l'écume comme le ſavon; elle enlève les taches des habits, ce qui l'a fait appeller *ſavonnière* : les Auteurs s'accordent à lui trouver la propriété de réſoudre les coagulations de la bile & du ſang, & de guérir la jauniſſe. J'ai auſſi obtenu des ſuccès de la ſimple décoction de quelques herbes potagères qu'on emploie à la cuiſine.

On peut donc détruire la pléthore bilieuſe par le changement d'alimens ſoutenu de quelque boiſſon, telle que l'infuſion de chiendent ou de ſaponaire; le défaut de ſubſtances bilieuſes dans les alimens ſubſtitués, laiſſe à l'économie animale le temps d'employer à la formation de la bile, celles qui ſurabondent dans le ſang, tandis que la boiſſon priſe avec modération, s'amalgame avec ces ſubſtances, & en entraîne peu à peu une partie dans les routes de la tranſpiration.

Ces ſecours ne ſuffiſent pas dans les maladies de peau, qui procèdent d'une pléthore bilieuſe conſidérable; mais alors ils doivent être précédés par les remèdes dont je vais parler & dont le ſuccès dépend du choix & de la juſte application ; une fois cette application bien faite, le régime eſt le principal artiſan de la guériſon, comme dans les exemples ſuivans.

Une Demoiſelle de vingt ans étoit tourmentée par une dartre éréſipélateuſe, qui lui occupoit depuis deux ans, le cou, les avant-bras, & le devant de la poitrine; elle avoit outre cela un chapelet de puſtules purulentes autour des reins, & le front étoit continuellement défiguré par la même éruption. L'état du pouls tourna mon attention du côté du foie; la malade avoua qu'elle y reſſentoit depuis longtemps une peſanteur douloureuſe qu'elle avoit cachée à ſes parens, & les fauſſes côtes étoient un peu élevées par le gonflement de ce viſcère. Après les ſecours préliminaires, les potages herbacés, les légumes à l'eau, la ſalade, les fruits cruds (en automne) & les boiſſons acides pour toute nourriture, diſſipèrent totalement ces maladies, que leur ancienneté avoit fait regarder comme incurables.

Dans le même temps, la fille-de-chambre de Mme. de ...., âgée de dix-ſept ans, me conſulta pour la même maladie, accompagnée d'ulcères aux jambes, & de puſtules ſuppurantes ſur les bras, le ventre & les reins; la ſuppuration étoit un ichor jaune, dont le ſéjour rongeoit la peau en d'autres endroits; la malade étoit en cet état depuis un an, époque à laquelle elle avoit beaucoup mangé ſans ſe donner d'exercice. Un ſéjour à l'Iſle de Rhé de ſix ſemaines, pendant leſquelles elle ne vécut preſque que de coquillages, & but beaucoup d'eau vinaigrée, acheva de la guérir.

Un autre de mes malades étoit tourmenté par une pléthore bilieuſe ſi avancée; le phyſique & le moral étoient tellement affectés par cette conſtitution, qu'outre les médicamens néceſſaires à ſon état, il a fallu, pour completter ſa guériſon, qu'il vécût, pendant deux mois uniquement de pain, de pommes-de terre, de pommes de reinettes crûes & de ſalades.

ARTICLE III.

Remèdes intérieurs.

TOUTES les fois que la pléthore bilieuse est considérable, la *saignée* est nécessaire pour préparer au régime qui doit la détruire ; on reconnoît d'ailleurs que cette évacution est indiquée quand le pouls est grand, plein & lent, ou petit & serré, que la peau est sèche & pâle tirant sur le jaune, tandis que les joues sont fort colorées ; que les membres sont fatigués, douloureux ; qu'on éprouve des élancemens dans la peau & dans les viscères ; qu'il y a défaut d'appétit, insomnie ou propension au sommeil. Ces signes annoncent qu'il y a en même-temps plétore bilieuse & épaississement du sang, & l'on sent qu'il n'est pas possible de rendre plus fluide une humeur quelconque qui remplit des vases qui la contiennent, sans évacuer une partie de ces humeurs, pour donner plus de jeu aux autres parties, & y laisser des intervalles qui puissent être remplis par des liqueurs plus fluides.

La ſaignée eſt ſur-tout indiſpenſable dans les perſonnes attaquées de maladies de peau qui ſont en même-temps ſujettes à des évacuations ſanguines contre nature, comme au ſaignement de nez, aux écoulemens hémorrhoïdaux; je ne conçois pas l'opinion des Médecins qui prétendent qu'il faut reſpecter ces évacuations, les entretenir quand elles exiſtent, les rappeller quand elles ſont ſupprimées; l'expérience m'a convaincu qu'elles ſont toutes le ſymptôme de la ſurabondance d'un ſang imprégné de matières bilieuſes & très-épaiſſes; au lieu donc de s'en tenir à favoriſer une évacuation qui ne procure qu'un ſoulagement momentané, ne vaut-il pas mieux chercher à détruire la pléthore & l'épaiſſiſſement qui donnent lieu à cette conſtitution? On tarit, à la vérité, une évacuation ſalutaire, mais on la tarit ſans danger, en la rendant inutile par la nouvelle conſtitution qu'on donne au ſang.

La quantité du ſang qu'on doit tirer de la veine, n'eſt point, comme on le croit communément, fixée à la meſure que l'habitude a conſacrée; elle doit être proportionnée au degré de la pléthore & de l'épaississement qu'on a à détruire. Les petites saignées, dans les cas de pléthore considérable, sont presque inutiles; elles sont toujours sans succès, si les malades n'éprouvent aucun changement dans leur manière d'être, après avoir été saignés.

C'est la constitution du sang sorti de la veine qui doit régler la quantité qu'on doit en évacuer. Il faut avouer que l'indifférence de quelques gens de l'Art soit pour la manière de faire cette évacuation, soit pour les motifs de la répéter, ne répond pas à l'importance du secours qu'on en attend. Un Médecin ne devroit jamais souffrir qu'elle fût faite hors de sa présence; alors les nuances de la constitution du sang qui règleroient ses vues, écarteroient des malades le danger des saignées faites à contre-temps ou mal exécutées, qui ont décrédité mal-à-propos cette opération.

On voit le sang tiré de la veine plein de matières bilieuses, tel que je l'ai décrit ci-devant page 99 *& suiv.* s'il est sorti par une grande ouverture, si l'on a eu soin de le recevoir dans un vase convenable, si le malade étoit bien placé, &c. L'ancien usage des médecins, de recevoir le sang dans plusieurs petits vases appelés *palettes*, fournit un moyen de juger la constitution du sang; mais je leur préfère une petite écuelle profonde; les matières bilieuses s'y rassemblent mieux, & le coagulum surnage plus facilement dans la sérosité, ce qui détermine les indications. Plus ce liquide est noir & épais en sortant, moins il faut craindre d'en tirer: on peut pousser l'évacuation jusqu'à une livre, c'est-à-dire à la huitième partie ou environ de celui que les vaisseaux contiennent, à moins que la foiblesse du malade n'avertisse de cesser plutôt. Cette remarque est très-importante pour fixer le terme d'une évacuation qui n'est jamais indifférente, & écarter la timidité fâcheuse des gens de l'Art qui n'ont pas eu occasion de s'éclairer par l'observation.

Ce qu'il y a de plus remarquable dans le sang tiré de la veine des malades, est ce qui indique le remède qui doit suivre immédiatement la saignée: je veux parler de la bile qui couvre la superficie du coagulum, & qui teint la sérosité dont il est environné. Alors l'*émétique* placé à propos, en donnant des convulsions à l'estomac & au diaphragme, excite une compression de la vésicule du fiel, d'où il résulte une évacuation plus ou moins considérable de la liqueur que cette poche contient. Je donne ce remède avec le plus de succès deux heures après la saignée, avant qu'une partie de la bile voisine de la vésicule, n'ait repris la route de la circulation pour remplacer le sang évacué.

Il arrive de là, qu'après l'émétique, les substances bilieuses qui restent surabondantes dans le sang, sont promptement portées vers les vaisseaux biliaires pour remplacer la bile qui a été évacuée, que les vaisseaux sanguins se débarrassent de ces substances étrangères, que le sang par conséquent se purifie, & qu'il peut alors redevenir lui-même à l'aide du régime & des boissons convenables.

On a besoin de donner plusieurs fois l'émétique dans les maladies de peau accompagnées de pléthore bilieuse locale dans le foye, c'est-à-dire de réitérer ce remède à des intervalles convenables autant de fois qu'il est possible, afin d'extraire, par son moyen, une partie de la bile du sang affluante dans la vésicule du fiel. J'ai parlé ailleurs d'un malade fort pléthorique-bilieux, à qui j'ai donné onze fois l'émétique dans l'espace de deux mois, & qui a rendu, chaque fois, par le vomissement, une bile verdâtre, toujours moins abondante & moins colorée à chaque évacuation. Le douzième émétique n'ayant plus fait rendre de bile, a été le signal de la guérison.

Il arrive quelquefois que quand la pléthore bilieuse est considérable & ancienne, le foie en est en même-temps altéré, les canaux biliaires oblitérés, & que l'émétique n'évacue point de bile; il faut alors, pour détruire la pléthore, tout obtenir du régime, dont les effets sont plus lents & souvent infructueux. Un nommé *Mailard*, matelot, nouvellement arrivé d'Amérique, étoit resté, pendant toute la traversée sur le cadre, tourmenté par une dartre érésipélateuse qui occupoit le dos, les reins, les cuisses, les jambes, & une partie du scrotum. Les purgatifs, les absorbans, diverses lotions, le mercure lui avoient été administrés sans succès; la douce-amere, dont il avoit fait uſage depuis ſon débarquement, n'avoit pas mieux réuſſi. Deux ſaignées calmèrent la chaleur & l'inflammation des dartres; l'émétique évacua très-peu de bile : mais la limonade pour boiſſon, le régime végétal, le grand air, & quelques autres remèdes firent tout diſparoître dans un mois.

Dans ce cas, on peut accélérer l'évacuation des ſubſtances bilieuſes, en procurant aux malades une *jauniſſe critique* par des moyens qui ne ſont nullement douloureux, & qui ne peuvent être ſuivis d'aucun danger, comme l'expérience me l'a prouvé pluſieurs fois à Paris.

Bien des perſonnes font des objections à la propoſition de l'émétique, & quoiqu'elles ne ſoient pas fondées, il faut s'occuper de les détruire, ſi l'on a à cœur la guériſon de ſes malades; on peut y réuſſir en peu de mots. La plupart des malades objectent que l'émétique attaque les nerfs; elles ont oui dire d'ailleurs à des gens de l'Art, qu'elles étoient ſujettes à des *maladies de nerfs*. (*Voyez* ci-devant *pag.* 79), & que l'émétique leur nuiroit infailliblement. Mais de deux choses l'une : ou ces personnes ont effectivement des nerfs irritables dans l'estomac où l'action de l'émétique a lieu, ou bien cette disposition est une chimère mise en vogue, pour rendre raison aux malades des maladies qu'on ne connoît pas ; dans le second cas, l'irritabilité des nerfs n'est pas un motif qui empêche de prendre l'émétique lorsqu'il est indiqué ; dans l'autre, l'irritabilité prétendue des nerfs seroit un motif de plus pour décider à prescrire ce remède, afin d'enlever la bile, qui est le plus puissant de tous les agens d'irritation.

Les *purgatifs* ne remplissent pas la même indication que l'émétique ; ils ont plutôt un but opposé à ce qu'exige la pléthore bilieuse ; ils n'évacuent point la bile de la vésicule, puisqu'elle n'est point à leur portée ; ils entraînent beaucoup de sérosités, & font par conséquent que les matières bilieuses acquierent encore plus d'énergie ; ils sont eux-mêmes, pour la partie qui passe dans le sang, des sources fécondes de ces matières, qui s'identifient avec celles dont le sang est surchargé ; j'ai vu plusieurs fois, la pléthore bilieuse considérable chez les sujets qui abusent des purgatifs, & les Maladies de la Peau s'aggraver, devenir plus rebelles par leur usage. Le foie ne tarde pas à être obstrué ou abscédé, & la jaunisse, l'hydropisie, la cachexie, sont les suites de l'abus des purgatifs dans les Maladies de la Peau; ils n'enlevent que l'humeur intestinale : cette humeur est un peu jaune par elle-même : les purgatifs la rendent brune & âcre : elle est glaireuse : elle paroît abondante, parce qu'elle est délayée dans la boisson; mais ce n'est pas la bile de la vésicule du fiel qu'ils évacuent.

Tous les remedes *échauffans*, les toniques, les amers, les spiritueux, les antiscorbutiques chauds, & sur-tout les narcotiques, sont les plus grands ennemis des Maladies de la Peau, en ce qu'ils augmentent, comme les purgatifs, les matières bilieuses dans le sang. J'ai vu des maladies inflammatoires causées par l'usage du suc de cresson contre des Maladies de Peau, & des dartres rendues cancéreuses par l'extrait de pavot. On demande pourquoi le café incommode tant de personnes ? c'est qu'il accumule les substances bilieuses dans le sang. Cette décoction n'est bonne qu'à ceux dont le sang est dépourvu de ces substances.

Un préjugé qui n'est pas moins fâcheux pour les personnes attaquées de Maladies de peau, a introduit dans leur traitement, les *poudres minérales*, les æthiops, l'antimoine, &c. vantés par des empiriques ; ces matières solides & pesantes ne s'introduisent pas dans le sang; elles ne sont presque jamais reçues dans les *villi* des intestins, dont la conformation ne leur permet d'admettre que la partie la plus tenue du chyle, qui est une espèce de lait ; elles tombent dans les matières fécales, & elles n'agissent que comme absorbans : ils peuvent avoir leur utilité ; mais la pléthore bilieuse n'est pas susceptible d'être détruite par les absorbans.

Si les substances métalliques s'introduisent dans le sang avec le chyle, tandis que les substances bilieuses y sont surabondantes, elles ne font que gêner davantage la circulation, irriter les parois des vaisseaux, occasionner l'inflammation des visceres & les fievres inflammatoires. On sait d'ailleurs que les minéraux en général ne ſont uſités en médecine que dans les maladies dans leſquelles il y a défaut de ton dans les ſolides, & que ces ſubſtances ne conviennent par conſéquent qu'aux malades d'une conſtitution contraire à la pléthore bilieuſe.

Les *préparations mercurielles* doivent être exceptées dans la proſcription des métaux. La grande activité du mercure bien préparé doit lui rendre les *villi* plus pénétrables qu'aux autres ſubſtances métalliques : ce métal introduit dans le ſang, peut diviſer avec plus de ſuccès les matières bilieuſes qu'il contient ; on ne peut nier qu'il ne convienne ſur-tout dans les Maladies de Peau compliquées de maladies vénériennes ; mais outre qu'il exige d'être adminiſtré par une main bien conduite, l'uſage doit en être précédé par le traitement propre à détruire la pléthore du foie, & ſoutenu par les ſecours qui s'oppoſent aux ſuites dangereuſes de l'application de ce remède.

Après avoir mis en uſage les moyens précédens de détruire la pléthore bilieuſe, on doit tourner ſes vues vers la *ſécrétion de la bile*, qu'il s'agit de rétablir. Si le foie eſt altéré, & que les vaiſſeaux de ce viſcère ſoient engorgés, il ſera difficile d'y parvenir; mais pour peu que l'état des choſes ſoit ſuſceptible d'amélioration, le *grand air*, *l'exercice*, les *mouvemens* des muſcles de la poitrine & du bas-ventre, concourent, avec le régime, à remédier à ces dérangemens & à rétablir les fonctions. La marche, la courſe, la danſe, l'exercice du cheval, le jeu de la paume, l'eſcrime, le travail à la terre, ſont également indiqués.

On favoriſera *la tranſpiration* par les mêmes ſecours; les moyens artificiels de ſolliciter cette évacuation par les diaphorétiques ou les ſudorifiques pendant le repos, dans un appartement ou dans un lit bien chaud, ſont des cauſes de pléthore bilieuſe, en ce qu'alors les évacuations ne ſont que ſéreuſes, & qu'elles ne ſont point chargées des matieres bilieuſes qui ont beſoin d'être diviſées par le mouvement pour s'évacuer. Les malades à qui les circonſtances ne permettent ni de ſortir ni de prendre de l'exercice, doivent faire uſage des *bains*, des *lotions*;

on doit les ſaigner de temps en temps; les faire vomir quelquefois, & les aſſujettir ſéverement au régime de végétaux herbacés & des fruits récens.

Lorſqu'on a lieu de croire que la pléthore bilieuſe eſt détruite, & qu'il reſte cependant des Maladies de Peau, il faut avoir recours à des remèdes particuliers, dont l'expérience a conſtaté l'efficacité : pluſieurs méritent la préférence dans certains cas, tels ſont ceux qui ont la vertu de tenir le ventre libre, ſans augmenter les évacuations au delà de l'état naturel & ſans le ſecours des lavemens. Pluſieurs Maladies de Peau dont la cauſe a été parfaitement détruite par les ſecours précédens, ſe diſpoſent à reparoîte ſi on néglige d'entretenir la liberté du ventre; ou qu'on s'obſtine à la procurer par les injections.

On ne ſauroit trop s'élever contre le préjugé & l'habitude qui ont accrédité les lavemens; autant c'eſt un ſecours ſalutaire dans bien des maladies aigües, autant ils ſont nuiſibles dans les maladies chroniques, ſur-tout dans celles de la Peau. Il y a des moyens d'opérer ce qu'on attend des lavemens avec

avec plus de fruit & ſans inconvénient. Je ne rapporterai point ceux dont je fais uſage, parce que mon but n'eſt point de traiter ici cette matière à fond, & qu'une fois l'indication ſaiſie, les remèdes ſeront aiſés à appliquer.

Rien ne fait mieux connoître l'inſuffiſance & le peu de fondement des traitemens uſités dans les Maladies de la Peau, que la diverſité des opinions ſur l'efficacité du *lait* dans ces maladies. Tous les cas prouvent que cette liqueur animale eſt un des plus grands ennemis des conſtitutions pléthoriques bilieuſes; c'eſt pourquoi un excellent Obſervateur, feu M. RAULIN, a publié que le lait devoit être proſcrit du traitement de la *phtiſie pulmonaire*, qui procède peut-être le plus ſouvent de pléthore bilieuſe; & cette remarque eſt une découverte importante.

Il eſt très-aiſé de ſentir que le lait qui eſt de toutes les ſubſtances la plus ſuſceptible d'altération, doit s'altérer très-promptement dans les organes d'une perſonne pléthorique-bilieuſe, & fournir un chyle aceſcent propre à altérer, à ſon tour, toutes les humeurs : c'eſt ce qui arrive ſur-tout aux personnes pour lesquelles le lait est le seul changement qu'elles fassent dans leur régime, & qui continuent du reste à vivre de substances animales. Si ces substances contiennent essentiellement un germe de corruption prêt à se développer non-seulement en elles-mêmes, mais encore dans tous les corps corruptibles placés à leur portée; si le voisinage seul des viandes dans un lieu clos, fait tourner le lait, que ne doit-il pas arriver à cette liqueur passée dans les organes d'un malade nourri de sucs animaux, & mêlée immédiatement à ces sucs déjà dépravés par la constitution pléthorique bilieuse?

Aussi voit-on toujours que le lait augmente la pléthore bilieuse, qu'il aggrave les affections de la peau, qu'il donne lieu à des mal-aises continuels dans les sujets d'un tempérament fort, & qu'il occasionne aux personnes délicates plusieurs incommodités graves, & quelquefois dangereuses, telles que la toux, l'oppression, les douleurs d'estomac, la constipation, quelquefois la diarrhée, l'insomnie, les fleurs blanches, &c. Ce dernier effet du lait est très-commun, & tel est l'empire du préjugé qu'on s'obstine souvent à attribuer ces maux à d'autres causes, & à continuer une boisson aussi pernicieuse.

S'il y a quelques cas où le lait doive être employé dans les maladies de la peau, c'est seulement lorsqu'il s'agit de réparer les pertes occasionnées par de mauvais traitemens longs & fatiguans; mais il ne peut convenir que conjointement avec le régime végétal, & après que les remèdes intérieurs ont suffisamment détruit la pléthore bilieuse. *Voyez* ce que j'ai dit ci-devant du lait, *p.* 77.

ARTICLE IV.

Remèdes extérieurs.

ON obſerve ſouvent qu'après le traitement des maladies de la Peau, il reſte des affections locales de cette membrane, indépendantes de la conſtitution des humeurs, & dont la pléthore bilieuſe ne fournit plus la ſource; elles ſont l'effet de l'altération du tiſſu de la Peau, par le ſéjour antérieur des humeurs bilieuſes; quelquefois une portion de ces humeurs eſt reſtée cantonnée dans la ſubſtance même de ce tiſſu, d'où elle cherche à ſortir en ſoulevant l'épiderme, & en en détachant des parcelles écailleuſes ou ſemblables à de la farine. Les dartres & la couperoſe ſont de toutes les maladies de la Peau celles qui ſe comportent le plus communément de la ſorte: il faut alors avoir recours à des topiques qui extirpent les humeurs bilieuſes retenues, & qui réparent les parties altérées.

La méthode qui me réuſſit le mieux

dans cette occaſion, eſt celle qui conſiſte à créer ſur la partie malade un *éréſipèle artificiel*, & à l'entretenir en ſuppuration juſqu'à ce que l'humeur étrangère ſoit tarie. Les moyens de produire cet éréſypèle ne ſont ni très-difficiles ni très-doulonreux ; on ne doit d'ailleurs avoir aucune crainte de la répercuſſion, puiſqu'au contraire l'éréſipèle cautèriſe pour ainſi dire l'endroit affecté. Lorſque l'humeur étrangère eſt tout à fait diſſipée par la ſuppuration, un nouvel épiderme croît, & la partie reprend l'état naturel.

Il y a des maladies de peau qu'il convient de cautériſer d'emblée, afin de faire marcher de front le traitement intérieur pour détruire la pléthore bilieuſe, & les moyens d'enlever le mal local. Il ne ſurvient jamais d'accidens après ces traitemens combinés, à moins que dans la ſuite des temps un nouvel amas de matières bilieuſes n'occaſionne une nouvelle maladie de Peau.

Je communiquerois, avec empreſſement, les moyens que j'emploie pour détruire le vice local des maladies de la Peau, en les extirpant au dehors, si je n'avois de fortes raisons de craindre les mauvais choix & l'abus. Ce sont tantôt l'application du *vinaigre*, tantôt celle de *l'huile de tartre par défaillance*; quelquefois la dissolution de *sublimé corrosif* est nécessaire. Il y a des cas où je suis obligé d'avoir recours à un emplâtre *vésicatoire*, au *beurre d'antimoine*, au *fer rouge*, Dans d'autres circonstances, ces topiques seroient dangereux; il ne faut que des *émoliens*, des *adoucissans*, la *douche*, des *cataplasmes* maturatifs ou propres à favoriser la suppuration.

L'action de quelques-uns de ces topiques se rapporte à des opérations de chymie connues; ils se combinent avec les humeurs qui altérent la peau, & ils les neutralisent; ils détruisent leur causticité, ils les réduisent à rien; & quoique quelques-uns de ces topiques soient eux-mêmes des caustiques, tandis qu'ils augmentent fortement pour un temps les maladies de Peau auxquelles on les applique, ils n'ont aucune prise sur la peau saine, & n'y opèrent aucun changement; ce qui est sans doute une preuve satisfaisante de leur efficacité.

Il ne reste qu'à parler des topiques usités contre les maladies de la Peau, qu'on administre sans choix & sans aucun motif fondé sur l'expérience. On doit s'attendre à me voir rejetter toutes les eaux & les pommades auxquelles on a donné différens noms séduisans pour les malades, & dont l'effet répercute presque toujours les humeurs bilieuses qui se présentent pour être transpirées. L'application de ces prétendus cosmétiques est bien plus dangereuse que la maladie contre laquelle on les emploie; il en résulte des *métastases* sur les organes intérieurs & des maladies de langueur qui mènent au tombeau après de longues souffrances.

Les *emplâtres vessicatoires*, & les *cautères* appliqués à des parties saines du corps, considérés sous le point de vue de l'expérience, ne sont pas des remèdes moins abusifs que la plupart des autres topiques usités; on imagine détourner, par le moyen d'une suppuration, la marche d'une humeur dartreuse ou de couperose, comme on changeroit le cours d'un ruisseau, & cette prétention ſubſiſte quoique l'expérience ne l'ait peut-être jamais autoriſée. L'économie animale n'obéit pas ainſi; la maladie de Peau reſte, le veſſicatoire ou le cautère en fait une ſeconde, que l'Art ajoute à celle de la nature; la premiere ſubſiſte juſqu'à ce que la pléthore bilieuſe ſoit diſſipée, ou bien elle ne diſparoît pas ſans danger; l'autre, produite inutilement, devient néceſſaire à conſerver, & ſa guériſon ſeroit dangereuſe tant que la pléthore dure.

Voilà peut-être un ſentiment fondé ſur les faits, qu'il ſera difficile de ſubſtituer au préjugé. Rien ne s'oppoſe, de nos jours, au crédit d'une nouvelle méthode; on l'embraſſe, on l'exerce avec enthouſiaſme ſur la foi les uns des autres; l'obſervation vient-elle en démontrer l'abus? ſa voix eſt rarement écoutée par la même génération de Médecins. Quoi qu'il en ſoit, l'obſervation accoutumera inſenſiblement tout le monde à ſentir que l'effet des veſſicatoires & des cautères dans les maladies de peau, eſt borné à une évacuation indifférente à la cauſe de ces maladies, & à procurer cette évacuation par un ulcère douloureux qui expose à des inconvéniens fâcheux sans contribuer à détruire la pléthore bilieuse. Il ne sera pas hors de propos de fixer, en peu de mots, les opinions sur les motifs qui indiquent les vessicatoires & les cautères, & sur ceux qui doivent les faire proscrire.

Tout spécieux que sont ces remèdes, tout accrédités par la mode, ils ne peuvent convenir qu'aux malades dans lesquels la surabondance du suc nouricier est évidente, & lorsqu'il en résulte une plus grande affluence d'humeurs bilieuses vers la partie malade : on reconnoît cette disposition des sujets à des croûtes qui s'élèvent sur la peau, sous lesquelles les humeurs bilieuses séjournent plus long-temps, & exercent de plus grands ravages. Ces croûtes qui recouvrent les maladies de Peau, sont l'effet du suc nourricier épaissi, comme la séve produit des protubérances aux endroits d'un arbre qui ont été blessés.

Les vessicatoires & les cautères ne doivent donc être employés dans les maladies de Peau, (& peut-être dans toutes les maladies), que pour débarrasser les organes d'une portion superflue de suc nourricier ; la suppuration que ces topiques procurent ne diminue en aucune manière la pléthore bilieuse, & ne change rien aux maladies de la Peau, si l'on n'emploie pas d'autres moyens pour les combattre. Cette évacuation est même plus souvent nuisible que salutaire.

Elle est très-nuisible dans tous les cas où le suc nourricier n'est pas surabondant. Dabord l'irritation produite par le caustique, la dépravation des chairs suppurantes & le reflux nécessaire d'une partie des humeurs suppurées, ne peuvent être indifférens à la santé; mais ce qu'il y a de plus important à reprocher aux vessicatoires & aux cautères appliqués sur les parties saines de la Peau, c'est qu'ils rendent foible, ils enlevent la couleur & l'embonpoint; ils énervent comme l'abus des jouissances; ils jettent dans la maladie des épuisés.

ARTICLE V.

Remèdes convenables aux affections morales qui accompagnent les Maladies de la Peau, & qui procèdent de la même cause.

SI ce que j'ai rapporté des résultats de mes observations sur ces affections, a persuadé qu'elles procèdent de la pléthore bilieuse, on sera convaincu de la nécessité de mettre en usage les mêmes secours précédens pour y remédier. C'est sur-tout dans les affections morales graves qu'il faut insister sur le régime végétal, les boissons savoneuses & délayantes, & principalement l'émétique. Il y auroit peut-être des raisons de croire celui-ci spécifique dans les affections morales qui procèdent d'une pléthore bilieuse considérable. Une jaunisse remplit à peu près le même objet. Un signe presque certain de la surabondance de la bile & du besoin qu'on a d'un émétique, est la tristesse, la disposition à se fâcher, à pleurer, l'humeur mélancholique, taciturne & triste, quoiqu'on n'ait d'ailleurs aucun motif de chagrin fondé.

Cette tristesse tient à la manière de voir, de sentir, d'être affecté, à la disposition du sens intérieur par lequel on perçoit les sensations. Il m'est arrivé, plusieurs fois, de profiter de quelque légère indisposition des personnes dont le caractère avoit essuyé sensiblement quelque changement qui le rendoit difficile & dur, pour leur donner un émétique, enlever, par-là, la cause de leur altération morale, & leur rendre la gaieté & l'affabilité. Je pourrois en citer plusieurs exemples; je me contenterai de considérer les affections morales dans leur dernier période, & d'appuyer ce que j'en ai dit par des faits concluans en faveur du traitement qu'il convient d'y opposer.

La pléthore bilieuse (comme je l'ai observé *pag*. 82), jette quelquefois les malades dans la plus grave de toutes les maladies morales : le *suïcide*. Tandis que la politique s'occupe peut-être des moyens de détruire cette maladie contagieuse, la Médecine offre des ſecours efficaces pour déraciner le germe de ce fléau. Je ne m'étendrai point ici autant que le ſujet pourroit l'exiger; j'ajouterai ſeulement quelques obſervations dont le réſultat ne ſera point équivoque.

Thomas BARTHOLIN a rapporté le fait ſuivant: » Un écolier de philoſo-
» phie, continuellement tourmenté
» du deſir de ſe donner la mort, &
» eſpérant de trouver dans la reli-
» gion, un remède efficace contre
» cette cruelle maladie; s'adreſſa à un
» prêtre, & vint lui demander des
» conſeils en confeſſion. L'Eccléſiaſti-
» que très-éclairé, ſentit bien que les
» ſecours convenables en pareil cas,
» n'étoient pas de ſon reſſort; en con-
» ſéquence, il me l'envoya, dit Bar-
» tholin, & dès que j'eus reconnu la
» conſtitution bilieuſe du ſujet, je lui
» fis prendre un émétique qui fit éva-
» cuer une quantité prodigieuſe de bile
» verdâtre, & qui diſſipa, par cette
» évacuation, la cauſe des idées qui le
» tourmentoient. *Hiſt. anatom. ratior.*
» *cent* «.

Le frère d'un officier de mes amis étoit dans le même état que le philoſophe danois confié à Bartholin ; il étoit chaſſeur, & il ne lui arrivoit preſque jamais de ſortir avec ſon fuſil, ſans être tenté de tourner cette arme contre lui pour terminer ſa vie. » Vingt » fois, écrivoit-il un jour à ſon frère, » j'ai cherché l'endroit le plus reculé » de la forêt, & je m'y ſuis placé » dans la poſture d'un homme prêt à » ſe tuer : j'ai eu le courage de réſiſter » juſqu'à préſent ; mais je ſens que la » cauſe de ma mélancholie augmente » de jour en jour, & que je finirai » néceſſairement par m'enlever une » vie qui m'eſt odieuſe «. Les conſeils d'un frère qui l'aimoit, contribuoient bien un peu à ſuſpendre l'exécution de ſon projet ; mais une autre lettre lui ayant perſuadé que ces conſeils étoient infructueux, & l'ayant vivement alarmé, il ſe détermina à me conſulter (à Rochefort, où j'étois alors) & il fut aſſez heureux pour arrêter la main ſuicide de ſon frère par la promeſſe qu'il lui fit de lui envoyer des traits de lumière ſatisfaiſans ſur ſon état.

En effet, le mémoire par lequel je répondis, fit une profonde impreſſion ſur le malade qui avoit toujours rejété les ſecours de la Médecine : ce qui le ſéduiſit ſur-tout, c'eſt qu'il y trouva décrit tout ce qu'il éprouvoit, au phyſique & au moral, ſans qu'il ſe fût ouvert à perſonne ſur ſes ſouffrances particulières. Il ne faut pas moins que ce moyen pour gagner à la Médecine certains eſprits rebelles que les lieux communs des Médecins ont rebutés, & pour les diſpoſer à la docilité ; il réuſſit preſque toujours.

Enfin le malade diſpoſé inſenſiblement à ce que je voulois de lui, par une deſcription touchante de ſes maux, goûta tellement les moyens que je lui propoſois, qu'il s'y détermina ſur l'heure ; ſon eſpérance ne fut pas trompée ; l'effet de l'émétique lui parut un miracle ; la lettre qu'il m'écrivit pour m'inſtruire du ſuccès de ce remède, étoit dictée par des ſentimens de reconnoiſſance ſi affectueux, qu'il étoit aiſé de voir que ce jeune homme étoit né avec un excellent naturel & les paſſions les plus douces : J'ai ſenti, » diſoit il, mes idées ſiniſtres ſe diſſi- » per comme une fumée enlevée par » le vent, à meſure que la bile ver-

» dâtre s'est évacuée. Autant j'ai desiré » la mort, dit il ailleurs, autant je » souhaite aujourd'hui de vivre pour » vous aimer, &c. «.

Que s'en est-il fallu pour que ce jeune homme plein de bonnes qualités & très-instruit, ait été victime de la pléthore bilieuse ? que manquoit-il à cette constitution, si ce n'est quelques nuances de plus pour en faire un suicide, peut-être un assassin, un parricide, un séditieux, &c. ?

J'ajouterai encore une observation, qui vient parfaitement à mon sujet. Un Officier de Dragons, résolu de se faire mourir, avoit eu la patience d'acheter, tous les soirs, un grain d'*opium*, sous prétexte de remédier à une insomnie habituelle, d'en réunir ainsi vingt-quatre grains, & d'avaler ces doses réunies, le vingt quatrième jour, en se mettant au lit, enveloppées dans un jaune d'œuf. Le valet-de-chambre de cet officier, éveillé par le bruit que faisoit son maître, & effrayé par l'état où il le trouva, accourut chercher du secours à deux heures après minuit, & tomba chez moi, parce que je demeurois près des caſernes, (c'étoit à Arras, en 1776 ou 1777) je trouvai le malade ſans connoiſſance & noyé, pour ainſi dire, dans une quantité prodigieuſe de bile verdâtre, mêlée de noir, qu'il avoit vomie ſur ſes couvertures; le vomiſſement recommença en ma préſence, & ſi je n'avois pas vu moi-même cette bile ſortir, je n'aurois pu me faire une idée d'une telle évacuation : à meſure que ce vomiſſement ſe faiſoit, le malade revenoit à lui; il eut recouvré toute ſa connoiſſance au bout d'une heure, & il avoua ce qui étoit le ſujet de ſes ſouffrances; mais ſes idées avoient changé comme par enchantement : autant il avoit deſiré de mourir, autant il ſouhaitoit alors de vivre, & paroiſſoit ſe repentir de l'attentat qu'il avoit commis; il ſollicita vivement mes ſoins, & mit tous les ſiens à me ſeconder; je ſoutins le vomiſſement, & le ſoir même qu'il avoit eſpéré de n'être plus, il fut rendu à la vie, à la ſociété, à ſes amis, à un rayon de gaité qu'il n'avoit pas vu luire depuis plus d'un an; le changement qui ſe fit tout-à coup dans ſon organiſation, fut ſuivi d'une telle horreur de ſon état passé, qu'il pria qu'on ne lui en parlât jamais. Le régime, & la dissipation achevèrent de le rétablir en peu de temps.

Le suïcide est donc une maladie que les secours de la Médecine peuvent enlever, lorsque les signes s'en manifestent aux Médecins, soit par l'aveu des malades, soit par les circonstances de leur conduite: ne pourroit-on pas en dire autant des autres crimes? seroit-ce une absurdité de croire que la pléthore bilieuse les engendre tous? Mais la plupart de ceux qui ne se reconnoissent à aucun symptôme, & que les malades ont le plus grand intérêt de cacher à tout le monde, resteront hélas incurables!

J'ai lu quelque part que les Hollandois avoient autrefois une singulière coutume. Chaque année, les pères & mères de famille s'assembloient un jour marqué, avec tous leurs enfans dans un même lieu; là, tous prenoient de l'infusion de *l'herbe du Paraguai*, & vomissoient dans le même vase. Il est possible que cette coutume ait contribué à rendre la nation hollandoise une des plus pacifiques de l'Europe; il ne ſeroit peut-être pas impraticable d'introduire une méthode qui remplît le même but que l'uſage anniverſaire de l'herbe du Paraguai, dans les familles des pauvres gens, où les crimes prennent le plus ſouvent leur ſource : il ne ſera du moins pas inutile d'avoir mis ces vues ſous les yeux des Médecins philoſophes, afin de leur indiquer les occaſions où leur miniſtère peut être utile au moral.

FIN.

TABLE DES MATIERES.

ART. IV.

SECONDE PARTIE.

ARTICLE I.

FIN.

Concrétions charnuës trouvées dans la Veine-porte de personnes attaquées de maladies de peau représentées de grandeur naturelle.

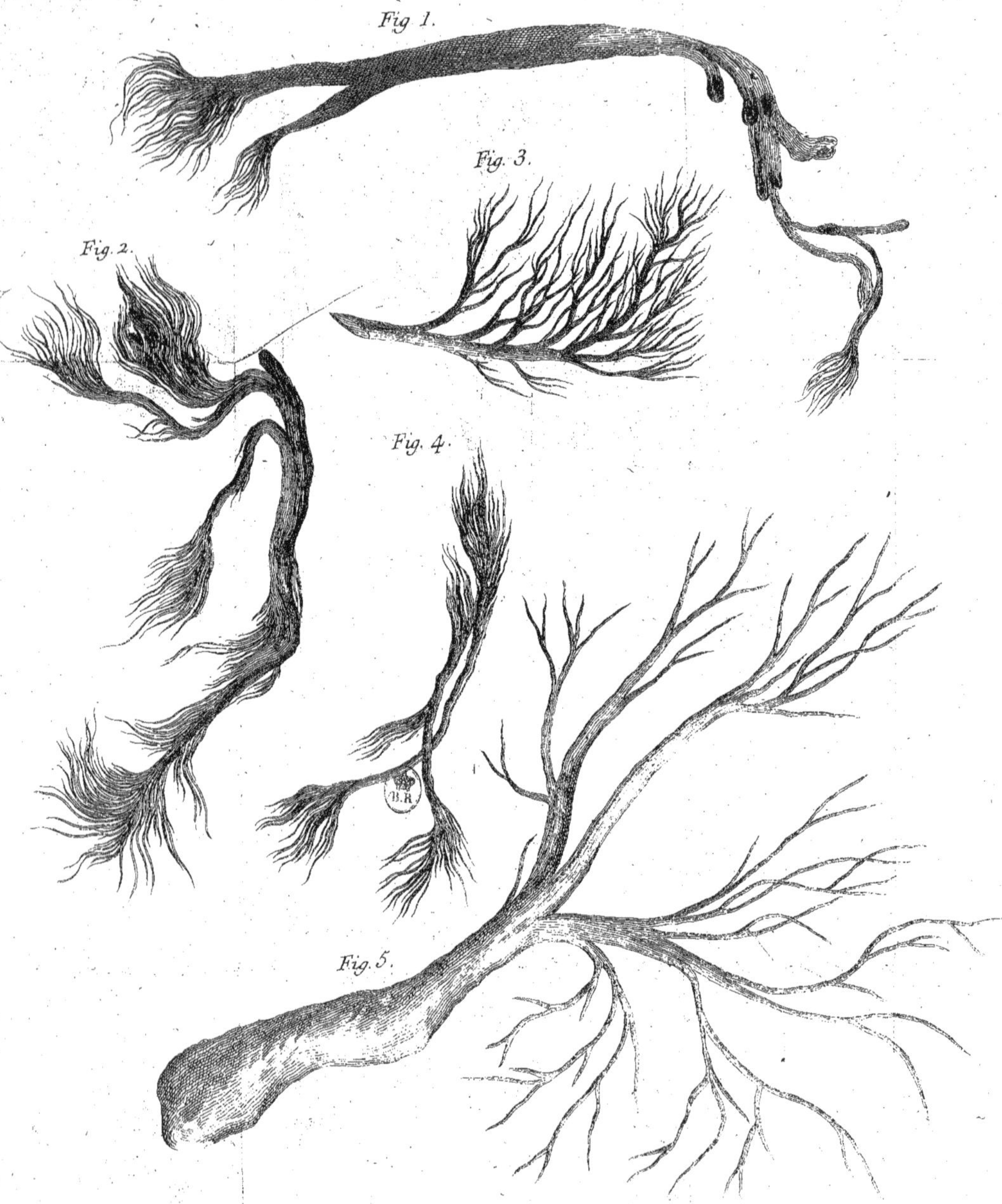

www.ingramcontent.com/pod-product-compliance
Ingram Content Group UK Ltd.
Pitfield, Milton Keynes, MK11 3LW, UK
UKHW031849260826
14628UKWH00002B/673

9 782013 049863